“Deux auteurs qualifiés s'associent sur les éléments nutritionnels et l'esthétique de la diététique pour écrire un dictionnaire de grande qualité et fort complet dans sa documentation.

Écrit en cinq chapitres essentiels, vous voyagez d'un régime imaginaire et instantané à un autre, d'une herbe à un condiment, d'une épice à un fruit ou légume et le vaste monde de la didactique vous est ouvert.”

Gérard Dupont
Président de l'Académie Culinaire de France

Anne-Marie Adine
Jean-Paul Blanc

Les carottes rendent aimable ?

313 idées reçues sur la nutrition passées au crible !

Avec les illustrations de Piem

Ouvrage dirigé par Florence Le Bras

FIRST
Editions

Avertissement
Les informations fournies dans cet ouvrage de référence ne remplacent en aucun cas les conseils ou le traitement d'un expert. Elles vous aideront simplement à faire des choix éclairés. Parce que chaque individu est unique, il appartient au médecin d'effectuer un diagnostic et de superviser les traitements pour chaque problème de santé. Si un individu suivi par un médecin reçoit des conseils contraires aux informations fournies dans cet ouvrage, les conseils du médecin devront être respectés, car ils se basent sur les caractéristiques uniques de cet individu.

ISBN : 978-2-7540-1188-4
Dépôt légal : 4e trimestre 2009

Illustrations : © Piem
Correction : Muriel Mekies
Maquette : **ReskatoЯ**
Fabrication : Antoine Paolucci
Production : Emmanuelle Clément

Imprimé en France

Editions First
60, rue Mazarine
75006 Paris – France
Tél. : 01 45 49 60 00
Fax : 01 45 49 60 01
E-mail : firstinfo@efirst.com
www.editionsfirst.fr

Sommaire

Préface

LA NUTRITION EST « À LA MODE ». Tant mieux, on redécouvre enfin que la santé commence dans notre assiette. Vingt-cinq siècles après Hippocrate (« que l'aliment soit ta première médecine »), on l'avait sérieusement occultée. Mais la nutrition est à la mode, façon XXIe siècle : exubérante et excessive, passant de la sous à la surmédiatisation, sur les ailes de la peur (grippe aviaire, vache folle, OGM, obésité, cholestérol, bio...) autant que du marketing tout-puissant et des faiseurs de miracle. Difficile aujourd'hui de distinguer le **vrai** du **faux**.

1. D'abord parce que la science elle-même – la vraie – ne progresse pas linéairement. Même les sciences exactes ont bousculé des vérités admises sans forcément les annuler : la physique d'Einstein n'a pas détrôné celle de Newton. Or, c'est peu de dire que la nutrition n'est pas une science exacte. Tout simplement parce que sa cible est la plus sophistiquée, la plus mouvante qui soit : **l'homme**, l'homme aux mille facettes, dont une seule de ses cellules est plus complexe que la plus puissante usine chimique. Reconnaissons-le : les assertions des scientifiques, même au top niveau de la recherche, se sont plusieurs fois contredites. Le lait était encore il y a peu nanti de

qualités universelles. Aujourd'hui, il serait devenu, au regard de certains, un aliment à éviter. A contrario, le pain traînait, il y a deux ou trois décennies, une mauvaise réputation, on le considère presque comme un must de nos jours... Et néanmoins, la Recherche avance, pas à pas vers plus de vérité.

2. Ensuite parce que la mode initiée par le marketing, la publicité, l'appât du gain, véhicule d'innombrables messages plus ou moins honnêtes. Vive, hélas, les vendeurs d'illusions, les fabricants de·produits miracles, les abuseurs de rimes confondant diététique et esthétique, les faiseurs de taille mannequin en huit jours, en un mot, les nouveaux charlatans !

   On savait que trop d'information tue l'information. Mais lorsque, qui plus est, contradictions et mensonges biaisent la naturelle dialectique du savoir, c'est l'implosion. Nous y sommes.

Par cet ouvrage, nous avons voulu calmer le jeu et aider le lecteur à y voir plus clair. Pour ce faire, nous avons sélectionné, outre quelques vieilles antiennes (depuis quand la carotte rend aimable et donne les fesses roses ?), les idées reçues les plus en vogue. Certaines, on le verra, se révèlent fondées, beaucoup ne le sont pas. Dans tous les cas, nous les avons passées au crible des travaux les plus référents.

Notre « dictionnaire » est divisé en autant de chapitres qu'il y a de groupes d'aliments. Chacun d'entre eux débute par des informations basiques sur ces aliments, lesquels sont ensuite déclinés par ordre alphabétique. Nous avons jugé nécessaire d'ajouter un chapitre sur les épices, condiments et plantes.

Certains seront surpris : comment osons-nous briser les tabous les plus ancrés depuis plusieurs années ? Affirmer qu'on peut manger du sucre ou de la charcuterie ou du chocolat sans craindre les foudres des ayatollahs de la minceur ? Tout simplement parce que l'état de la Recherche la plus récente ouvre les portes à une révolution silencieuse : le manichéisme, la dualité bien-mal, bon-mauvais en nutrition est en train de perdre sa signification. La chimie fine de nos prodigieuses cellules est plus « intelligente » qu'on ne le pensait ; pour autant, bien sûr, qu'on ne perde pas de vue l'impératif, le postulat de toute sagesse, sous tous les cieux, de tous les temps : **la tempérance**.

Reste la plus pérenne, la plus universelle mais aussi la plus chahutée des « idées reçues » ; comme nous sommes convaincus que bien manger ne saurait être triste, nous aimerions la voir resurgir, la savoir acquise – définitivement – par tous : rien ne vaut pour la santé, l'humeur et le plaisir des papilles « un vrai repas convivial » que l'on néglige pourtant de plus en plus !

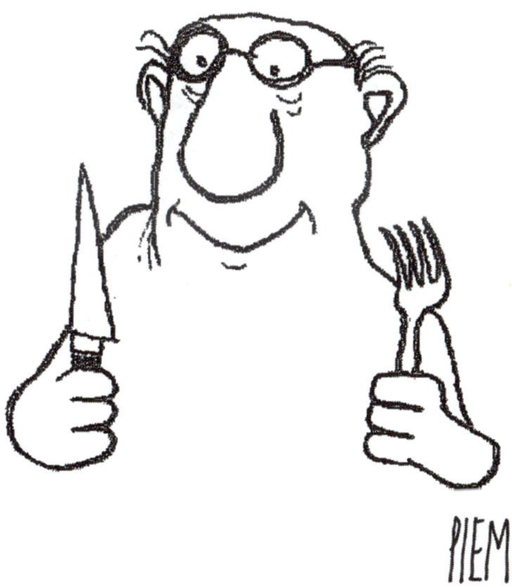

Les Auteurs

Anne-Marie ADINE

Diététicienne-nutritionniste expérimentée et reconnue, Anne-Marie Adine a vécu toutes les facettes du métier.

- Dans l'administration publique, chargée du secteur nutrition du Comité Français d'Éducation pour la Santé, (actuellement l'INPES), elle a lancé avec le Professeur Marian Apfelbaum une grande campagne nationale « **La Santé dans l'Assiette** ».
- Dans le secteur agroalimentaire, Nestlé lui confia après la mise au point de ses premiers « baby-foods », la création de son service consommateurs puis celle du département Nutrition de Nestlé-France dont elle prit la direction.
- À l'hôpital de la Pitié-Salpêtrière où elle fut consultante dans le service d'endocrinologie-métabolisme du Pr Éric Bruckert.
- Dans l'organisation professionnelle, elle assuma longtemps diverses responsabilités ayant été notamment présidente de l'Association des Diététiciens de Langue Française (ADLF aujourd'hui AFDN, Association Française des Diététiciens-Nutritionnistes).
- En consultation privée enfin.

- Côté cuisine, elle a suivi un stage de « chef de cuisine » à la Fondation Escoffier et fut par la suite appelée à prodiguer ses conseils auprès de restaurateurs et de pâtissiers.

Elle est aujourd'hui consultante auprès de différents organismes et agences de communication, membre actif de l'Institut Français de la Nutrition (IFN) et de l'AFDN où elle fait partie du comité scientifique.

Elle a par ailleurs publié :

- *Le Grand Livre de la Nutrition et de la Diététique* (trois volumes), éditions Robert Laffont (en collaboration avec le Professeur Jean Trémolières)
- *La Santé dans votre assiette*, éditions Nathan (en collaboration avec Valérie Busson)

Jean-Paul BLANC

Diplômé de l'université de Lyon 1, fort d'une expérience de près de 30 ans auprès de malades, de bien portants, de sportifs de haut niveau, Jean-Paul Blanc est l'auteur de différents ouvrages à succès sur la nutrition :

- *Diététique du sportif*, éditions Amphora
- *Que manger pour être performant*, éditions Amphora
- *Le petit guide de mes recettes forme et santé*, éditions Amphora
- *Le grand livre de la minceur*, éditions First
- *La Bible des calories*, éditions First
- *Le Petit Livre de la Minceur*, éditions First

Après avoir exercé longtemps à l'hôpital et en clinique, il consulte en cabinet privé et s'occupe de diététique thérapeutique et d'éducation nutritionnelle.

En consultation individuelle, il corrige les erreurs nutritionnelles les plus fréquentes et adapte l'alimentation en respectant le goût de chacun, les contraintes de la vie professionnelle et le plaisir de manger.

Passionné de cuisine, il lutte contre la « malbouffe » et la perte d'un certain savoir-faire culinaire chez bon nombre de nos concitoyens. Il a été le conseiller nutrition des restaurants Bert's (groupe Bertrand) et a participé à l'élaboration de leur gamme « santé » : sandwichs, salades et desserts équilibrés.

Jean-Paul Blanc a été vice-président de l'ADLF, Association des Diététiciens de Langue Française. Il est membre de l'AFDN, Association Française des Diététiciens-Nutritionnistes et de la SFNS, Société Française de Nutrition du Sport, et chargé de cours au DU de nutrition du sportif de l'université Paris 6 Pierre et Marie Curie (Pitié-Salpêtrière).

Les Légumes

DES DÉCENNIES DE « MALBOUFFE » les avaient relégués aux derniers rangs de nos préoccupations alimentaires : tristounets, imposant la corvée d'épluchage, pas faciles à cuire, et en plus trop chers ! Et voici que des impératifs de santé les projettent au premier plan. Que se passe-t-il ?

Les crudités, c'est léger

✓ Oui Si l'on se place sur le terrain « calorique » : l'apport énergétique des légumes crus est très bas et les crudités remplissent bien l'estomac et entraînent une sensation de satiété rapide en faisant pression sur la paroi de l'estomac.

✗ Non Par contre, si on se place sur le plan digestif : manger trop de crudités peut poser des problèmes de ballonnements du fait de la richesse en fibres de cellulose crue. La cuisson permet une meilleure digestibilité même si l'apport vitaminique est moindre.

À noter : attention, la sauce d'accompagnement (vinaigrette, mayonnaise…) peut alourdir la note calorique.

Manger des légumes protège du cancer colorectal

✓ Oui, et de bien d'autres pathologies. Consommés en quantités suffisantes, les légumes peuvent réduire le risque de cancer du colon. Leur effet bénéfique est lié à l'accélération du transit intestinal qui minimise le temps de contact entre la paroi intestinale et les substances potentiellement toxiques contenues dans les selles. Les fibres présentes dans les légumes stimulent aussi la production de certains acides gras qui ont des effets antitumoraux sur la muqueuse du colon. Les fibres présentes dans les légumes augmentent le volume fécal et jouent un rôle préventif dans l'apparition des polypes dans l'intestin. Par ailleurs, en satisfaisant l'appétit, elles apportent plus rapidement une sensation de satiété.

Les légumes contiennent aussi beaucoup de substances antioxydantes et les consommateurs réguliers de légumes (et fruits) voient leur risque de cancer diminuer.

Dans les légumes, il y a fibres et fibres

Les fibres alimentaires, qui se retrouvent seulement dans les végétaux, regroupent un ensemble de substances qui ne sont pas digérées par l'organisme.

Il existe deux grands types de fibres (solubles et insolubles) qui ont des effets différents.

On attribue aux fibres insolubles la capacité de prévenir la constipation en augmentant le volume des selles. Les fibres solubles, de leur côté, peuvent contribuer à la prévention des maladies cardio-vasculaires en diminuant notamment l'absorption des acides biliaires. Elles peuvent également aider au contrôle du diabète de type 2*, grâce entre autres, à un ralentissement de la digestion du glucose des aliments. Il est recommandé de consommer 25 g de fibres par jour pour les femmes âgées de 19 ans à 50 ans, et 35 à 38 g par jour pour les hommes du même groupe d'âge.

* diabète non insulinodépendant. Le fait de consommer des légumes crus et cuits quand on est diabétique permet d'avoir des fibres, de gérer mieux son poids, une libération prolongée des glucides du repas et un meilleur confort glycémique tout au long de la journée.

Les légumes crus ont les mêmes qualités nutritionnelles que les légumes cuits

✗ Non La cuisson modifie les choses du fait de l'hydrolyse. L'hydrolyse est la cuisson à l'eau : elle transforme les longues chaînes de cellulose en morceaux plus petits et plus digestes. Plus elle est longue, plus la perte de vitamines et de minéraux est importante. Ainsi la cuisson prolongée des légumes à l'eau bouillante peut entraîner des pertes allant jusqu'à 40 %. Mieux vaut donc les consommer crus quand cela est possible ou les cuire assez rapidement (autocuiseur, wok, cuit-vapeur).

Cependant, le « cru » ne représente pas forcément la forme de consommation idéale. Ainsi en est-il avec le lycopène de la tomate. Ce caroténoïde, recherché pour ses vertus antioxydantes, est beaucoup plus biodisponible quand la tomate est cuite ou transformée. En revanche, lorsqu'elle est cuite, la tomate va perdre de la vitamine C. Quand on cuit des légumes à l'eau, il y a diffusion de minéraux et vitamines dans le milieu de cuisson, consommer le bouillon est un bon moyen de profiter de ces nutriments.

Quand on consomme régulièrement des légumes, crus ou cuits, on protège son organisme, grâce à un éventail de micronutriments bénéfiques pour la santé. La consommation de crudités entraîne celle de la vinaigrette qui apporte, grâce à l'huile d'addition, de la vitamine E, autre antioxydant.

Selon sa densité en micronutriments, l'alimentation est plus ou moins protectrice. On comprend tout l'intérêt d'une alimentation variée, contenant suffisamment de légumes et de fruits.

Les légumes en conserve ou surgelés n'ont plus de vitamines

✓ Si Souvent ils en ont bien plus que ceux que l'on achète sur le marché où ils sont stockés à l'air, à la lumière et à la chaleur parfois. Le temps de stockage est très court dans le cas des conserves et les procédés de fabrication permettent de garder la plus grande partie des qualités nutritionnelles de l'aliment. Un « bon » aliment avant traitement donnera un « bon » produit (idem pour les surgelés).

Manger trop de crudités peut donner mal au ventre

✓ Oui et **✗ Non** Tout dépend de la quantité ingérée et de la fréquence des consommations. Un consommateur régulier de crudités n'aura aucun problème à en manger. La composition du repas compte aussi : présence de boisson gazeuse, de graisses dans le repas, façon de mastiquer (la digestion commence par la mastication et la salivation, on ne le répétera jamais assez). Il est généralement conseillé en cas de douleurs digestives de manger plus lentement en prenant le temps de bien mastiquer pour faciliter la digestion et/ou de limiter sa consommation de crudités pendant quelques jours en prenant les légumes plutôt cuits ou en purée et en choisissant des légumes à fibres plus « douces » pour les intestins. La marche à pied, le vélo ou un autre sport faisant fonctionner les muscles abdominaux favoriseront le transit intestinal.

Pesticides : la France fort mal placée

Le terme de pesticides recouvre trois types de substances : les herbicides ou désherbants (contre les mauvaises herbes), les fongicides (contre les champignons et les moisissures) et les insecticides. La France serait le premier consommateur européen de pesticides et le troisième mondial avec 76 000 tonnes épandues en 2008. Il est nécessaire aussi de tenir compte de la question d'échelle : la France est le grenier de l'Europe du point de vue agricole.

Ces substances sont majoritairement employées dans les exploitations agricoles, mais aussi dans les espaces verts, les forêts, les maisons… D'où leur présence dans les aliments. La localisation se trouve au niveau de la peau mais plus le temps de stockage est long et plus les produits contaminés migrent de la peau vers le fruit.

Depuis septembre 2008, le ministère de l'Agriculture a lancé un plan Ecophyto et prévoit la réduction de 50 % des pesticides en agriculture d'ici 2018. Certaines communes ont déjà entamé des démarches pour réduire l'emploi des pesticides dans les espaces verts. La voie alimentaire n'est, hélas, pas la principale exposition aux pesticides.

À noter : comment faire pour éliminer les pesticides ? En lavant les fruits et les légumes, en les cuisant à la vapeur. Pour les légumes comme les salades, les choux, il est préférable de retirer les feuilles externes et le trognon. L'épluchage réduit beaucoup les risques mais retire aux aliments certaines vertus nutritionnelles.

Les légumes bio sont meilleurs pour la santé

✓ **Oui** et ✗ **Non** Globalement, les légumes estampillés « bio » sont de bonne qualité sur le plan organoleptique. Ils sont théoriquement dépourvus de pesticides mais ne sont pas épargnés pour autant :

bien que sur 282 échantillons de fruits et légumes bio prélevés et analysés par la DGCCRF (Direction Générale de la Concurrence, de la Consommation et de la Répression des Fraudes), 1,42 % seulement contenaient des pesticides. Rien ne montre aujourd'hui un quelconque bénéfice en terme de santé par rapport à un consommateur régulier de légumes « non bio ». Il est important, par contre, d'apprendre à ne pas acheter n'importe quoi, de privilégier le rythme des saisons et de comparer les commerçants, tant au niveau prix qu'au niveau qualité des légumes.

Les légumes « non bio » contiennent des pesticides

✔ Oui **et** **✘ Non** Tout ce qui n'est pas « bio » n'est pas forcément imbibé de pesticides. La DGCCRF pratique des relevés et analyse des milliers d'échantillons alimentaires. La dernière enquête[1] portant sur l'année 2006 montrait que 6 % des légumes et des fruits étaient non conformes à la réglementation sur les résidus de pesticides. En général, les légumes contiennent moins de pesticides que les fruits. Plus de 65 % des légumes testés n'étaient pas contaminés et 6,3 % dépassaient les doses autorisées (notamment les poivrons, piments, lentilles et aubergines). En revanche, 36 % des fruits seulement étaient exempts de résidus de pesticides et 5,5 % dépassaient les normes autorisées (notamment les poires, fraises, baies rouges et mandarines). Ces chiffres doivent entraîner une réflexion sur la qualité de nos aliments, qu'ils soient bio ou non bio. Il faudrait que les gros producteurs aient la main moins lourde sur le pulvérisateur d'insecticides et fongicides…

1 Sources : enquête 2006 sur les résidus de pesticides dans les fruits et légumes publiées le 30 avril 2008 (DGCCRF)

Ail

L'ail est bon pour la circulation du sang

✓ Oui Il a de multiples vertus. L'ail, et la famille des alliacés, a des propriétés intéressantes pour la circulation sanguine. Déjà, dans l'Antiquité, les Égyptiens l'utilisaient à cet effet et au Moyen Âge, on connaissait sa capacité à fluidifier le sang.

La consommation régulière d'ail (et d'oignon) est associée à une diminution de l'incidence de certains cancers. Les composés soufrés de l'ail (sulfure d'allyle) et de l'oignon (sulfure d'alkyle) ont un effet anticancérigène puissant. Des travaux récents ont démontré que ces composés de l'ail, de l'oignon et de l'échalote sont capables d'altérer de façon remarquable la croissance de cellules précancéreuses (in vitro et in vivo chez la souris).

Artichaut

L'artichaut est bon pour le foie

✗ Non Du moins en ce qui concerne l'artichaut que l'on mange. Non seulement il ne jouit d'aucune vertu hépatique particulière, mais peut donner des ballonnements chez certaines personnes fragiles des intestins (colopathes).

L'artichaut est une plante reconnue pour ses vertus médicinales (artichaut ou cardon d'Espagne ou Cynara scolymus, famille des Composées ou Astéracées). Tel que nous le dégustons, il est en réalité le bouton de la fleur de cette plante. Les vertus digestives, diurétiques et dépuratives sont cachées en réalité dans les feuilles de ses tiges, que l'on ne consomme pas ! On y retrouve de la cynarine, substance stimulant les sécrétions biliaires et facilitant la digestion. L'artichaut légume n'en contient pas mais il est riche en fibres et contient des vitamines A et B et de l'acide folique mais il est pauvre en vitamine C. Il apporte également des sels minéraux dont le manganèse, le potassium, le calcium, le fer. L'artichaut peut donner des ballonnements et des « gaz » car l'inuline qu'il contient, glucide peu assimilable par l'organisme, fait de lui un aliment parfois difficile à digérer !

Il est délicieux en vinaigrette, cru quand il est violet, tendre et petit, ou bien cuit. Attention toutefois, une fois cuit, il est nécessaire de le consommer dans les vingt-quatre heures (développement de composés toxiques pouvant occasionner des flatulences). L'artichaut est pauvre en calories mais il est rarement consommé « nature », la traditionnelle vinaigrette qui l'accompagne l'enrichit en lipides.

Asperge

L'asperge est mauvaise pour les reins

✗ Non Une idée reçue tenace. Certes, un repas avec quelques asperges s'accompagne inévitablement d'une urine « parfumée » au bout de quelques minutes. Cette odeur est provoquée par la présence d'un acide aminé soufré (l'asparagine) qui, en se dégradant lors de la digestion, forme du methyl-mercaptan dont le soufre à l'odeur forte se retrouve dans les urines.

Du coup, il était naturel de créditer ce légume de quelque activité rénale. Et effectivement, les asperges (comme l'ortie, le persil, le pissenlit) ont un effet diurétique qui augmente le volume des urines, qu'elles parfument, comme on l'a vu. L'asperge n'empêche donc pas le fonctionnement du rein même si elle peut (rarement) être responsable de coliques néphrétiques (calcul d'oxalates). Tout au contraire, elle est souvent recommandée lors d'une rétention ou d'une infection urinaire (cystite).

À noter : dans les calculs rénaux, certains calculs sont composés d'oxalates de calcium et le régime conseillé va limiter les aliments trop riches en acide oxalique : épinards, rhubarbe, oseille, chocolat, fruits oléagineux. Les asperges, parfois incriminées comme une source d'oxalates exposant à la lithiase en contiennent en fait très peu. En revanche, elles renferment des précurseurs métaboliques

qui peuvent être transformés dans l'organisme en acide oxalique, contribuant alors à majorer l'élimination de l'oxalate par les urines.

Avocat

L'avocat est plein de gras

✓ Oui Par rapport aux autres crudités qui n'apportent pas de graisses (en dehors de l'assaisonnement que l'on ajoute), l'avocat contient 13,9 g de lipides pour 100 g (soit un demi-avocat). Il peut tout de même faire partie d'un régime sain car ses lipides sont surtout des mono-insaturés, de « bons » gras pour le système cardio-vasculaire.

C'est aussi une source très élevée de fibres alimentaires (5,6 g pour 100 g) et il renferme également une très grande variété de vitamines et de sels minéraux :

Un avocat contient presque autant d'antioxydants qu'une demi-tasse (125 ml) de brocoli cuit.

Des chercheurs ont découvert que l'avocat était sans doute le fruit renfermant le plus de **phytostérols**, avec plus de 80 mg par portion de 100 g. Ces composés ont une structure similaire à celle du cholestérol des produits d'origine animale, mais se révèlent bénéfiques pour la santé cardio-vasculaire.

L'avocat est une excellente source d'acide pantothénique. Aussi appelé vitamine B5, l'acide pantothénique fait partie d'un coenzyme clé nous permettant d'utiliser de façon adéquate l'énergie présente dans les aliments que nous consommons. Il participe aussi à plusieurs étapes de la synthèse (fabrication) des hormones stéroïdiennes, des neurotransmetteurs (messagers dans l'influx nerveux) et de l'hémoglobine.

Avocat cru* – Valeur nutritionnelle de 100 g (soit ½ avocat)	
Kcalories	137
Protéines	1,9 g
Lipides	13,9 g
Glucides	0,8 g
Cholestérol	0 mg
Fibres alimentaires	5,6 g
Potassium	420 mg
Calcium	10,7 mg

* Sources : CIQUAL-AFSSA 2008

Avocat – Répartition des différents lipides	
Saturés	1,83 g
Mono-insaturés	9,83 g
Polyinsaturés	1,48 g
Oméga-3	0,1 g

À noter : l'avocat étant déjà un aliment gras, l'ajout de vinaigrette ou de mayonnaise grossit le total lipidique de cette entrée. Ainsi, un demi-avocat farci aux crevettes sauce cocktail apporte 287 kcalories et 28 g de matières grasses !

L'avocat est à limiter en cas de traitement anticoagulant

✓ Oui Des précautions sont à prendre car l'avocat renferme une quantité élevée de vitamine K. Cette vitamine, nécessaire entre autres à la coagulation du sang, peut être fabriquée par l'organisme même si elle se trouve déjà dans certains aliments. Les personnes prenant des médicaments anticoagulants doivent adopter une alimentation dans laquelle le contenu en vitamine K est relativement stable d'un jour à l'autre. Une consommation régulière d'avocat peut modifier la concentration sanguine d'anticoagulants. Il est donc préférable de ne pas en absorber en quantité trop élevée. Il est de même fortement conseillé aux personnes sous anticoagulothérapie de consulter afin de connaître les sources alimentaires de vitamine K et de s'assurer d'un apport quotidien le plus stable possible.

L'avocat est à limiter en cas d'allergie au latex

✔ Oui Il s'agit d'une allergie « croisée ». Des études ont démontré que l'allergie au latex, matériel utilisé notamment pour la confection de gants médicaux, pouvait être associée à une allergie à certains aliments comme l'avocat. On a identifié une substance appelée **hévéine** comme étant le composé qui serait responsable de l'allergie à l'avocat chez les personnes allergiques au latex. Les symptômes répertoriés d'allergie à l'avocat peuvent inclure de l'urticaire et même le choc anaphylactique. Il est ainsi recommandé aux personnes allergiques au latex d'effectuer des tests d'allergie alimentaire, incluant l'avocat, la banane, le marron et le kiwi.

Betterave

La betterave est riche en sucres et doit être interdite dans les régimes amaigrissants

✘ Non L'erreur vient du fait que l'on confond betterave rouge et betterave sucrière dont on extrait une partie du sucre de table (saccharose) consommé en France (l'autre partie est à base de canne à sucre). En fait, on pourrait extraire du sucre de tout végétal qui contient des glucides (même de la tomate, de la carotte, du melon etc.), seul le prix de revient ne serait pas le même. La betterave rouge contient environ 8 % de glucides (7,5 à 9), pratiquement la même teneur que l'orange, le citron ou la carotte. Il est donc idiot de supprimer les betteraves dans les régimes… les pommes, qui ont « bonne presse », en contiennent près de 12 % !

Carotte

Les carottes donnent une belle peau

✓ Oui Les scientifiques ont établi qu'un régime riche en bêta-carotène, s'il est suivi sur une longue période, protège la peau des coups de soleil de manière significative. Il n'offre pas la même intensité de protection anti-UV pratiquement immédiate des crèmes solaires modernes, mais peut constituer une protection de base, à compléter par une crème lorsqu'une exposition intensive au soleil est prévue. C'est une forme de protection naturelle et nutritionnelle contre l'action des ultraviolets et le vieillissement de la peau. Les personnes dont l'alimentation est riche en bêta-carotène depuis des années en bénéficient en permanence, et c'est la peau dans son intégralité qui en profite. Encore une vertu des légumes et des fruits !

Quant à la couleur de notre peau, elle est due à la répartition en surface de quatre pigments : la mélanine (brune), le carotène (jaune à orange), l'oxyhémoglobine (rouge) et la carboxyhémoglobine (pourpre). Des facteurs nutritionnels, d'environnement (soleil) et génétiques influencent l'accumulation de ces pigments en certains endroits de la peau.

La carotte contient des vitamines

✓ Oui Surtout des carotènes (vitamine A) qui améliorent la vision nocturne et protègent la peau du soleil. La carotte contient également un peu de vitamine C (5 à 7 mg/100 g). Il est préférable de manger les carottes crues ou de les cuire rapidement à l'autocuiseur pour limiter sa perte. Autre atout, l'apport énergétique de la carotte est modéré (32 kcal/100 g), comme celui de la plupart des légumes.

La carotte rend aimable

✗ Non Ce sempiternel adage a la peau dure. Pourtant, on n'a jamais pu prouver une quelconque influence de la consommation de carottes sur l'humeur. Par contre, croquer une carotte permet de « mordre », de décharger son agressivité sur l'aliment et de se calmer (l'aliment « mou » ne calme pas et maintient dans une attitude régressive). Les personnes qui suivent un régime amaigrissant peuvent essayer de tromper une faim passagère en croquant une ou deux carottes. C'est aussi une bonne façon de passer sa rage quand on vient d'arrêter de fumer !

La carotte donne les cuisses roses

✗ Non Pas les cuisses ! Mais, néanmoins, une importante consommation de végétaux riches en caroténoïdes peut entraîner une hypercaroténose. Le symptôme est une coloration orange de la peau, particulièrement aux plis du nez et des lèvres, entre les doigts, à la plante des pieds.

Les caroténoïdes de la carotte peuvent pigmenter et colorer certaines parties du corps qui fixent plus que d'autres la couleur. On a pu observer chez des grosses consommatrices de carottes crues, une forte coloration orange au niveau des paumes des mains, de la « moustache », au niveau de la lèvre supérieure et chez certains hommes de la peau du scrotum (testicules).

Cette couleur de la carotte est importante pour notre santé : plus la carotte est orange, plus elle est riche en carotène (provitamine A), une substance antioxydante qui lutte contre le vieillissement des cellules et stimule l'immunité. Le bêta-carotène ou provitamine A est un pigment jaune orangé de la famille des caroténoïdes qui donne une couleur vive aux fruits et légumes. Les premiers signes de carence en vitamine A sont les troubles de la vision nocturne, la sensibilité à la lumière, la sécheresse de la peau, l'intolérance cutanée au soleil.

La carotte constipe

✗ Non C'est une erreur, la carotte contient des fibres. Ces fibres permettent de faciliter le transit intestinal, que ce soit pour débloquer une constipation ou pour enrayer la diarrhée, y compris en purée.

Carotte – Fibres (pour 100 g)	
Carottes crues	2 (1,5 à 2,8) g
Carottes cuites	2,8 g
Jus de carottes	0,8 g

Sources : CIQUAL-AFSSA 2008

La carotte est riche en sucre, fait grossir et est contre-indiquée dans les régimes amaigrissants

✗ Non Il ne faut pas interdire les carottes dans les régimes, c'est idiot. On le voit hélas parfois dans certaines prescriptions. La carotte contient environ 6 à 9 % de glucides selon les variétés, soit autant que le citron, le pamplemousse, l'orange. Peu calorique, la carotte est en revanche riche en minéraux (magnésium, calcium, potassium).

Carotte crue – Valeur nutritionnelle pour 100 g	
Kcalories	32
Protéines	0,8 g
Glucides	6,6 g
Fibres	2 g
Lipides	0,27 g
Fibres	2 g
Sodium	37,6 mg
Magnésium	11,8 mg
Potassium	273 mg
Calcium	32 mg
Fer	0,2 mg
Vitamine C	5 mg

Sources : CIQUAL-AFSSA 2008

Les carottes permettent de mieux voir la nuit

✓ Oui Les caroténoïdes améliorent la vision nocturne. La famille des caroténoïdes contient les bêta-carotènes, la lutéine et la zéaxanthine. Ce sont des composés liposolubles. Ils seraient donc mieux absorbés s'ils sont consommés en même temps qu'une source alimentaire de gras. La cuisson semble également augmenter leur absorption.

Choux

Les choux sont difficiles à digérer

✓ Oui Les différentes crucifères peuvent occasionner des ballonnements et des flatulences, surtout chez des consommateurs fragiles sur le plan intestinal.

Le chou contient du soufre, ce qui lui donne une saveur et une odeur particulières pas toujours appréciées. Le chou cuit, associé aux fibres, peut provoquer des fermentations intestinales et des flatulences.

Il sera nécessaire de les ébouillanter quelques minutes, de jeter l'eau et cuire les choux dans une autre eau de cuisson, en y ajoutant du bicarbonate de sodium. Les choux de Bruxelles, légume délicieux, sont les plus difficiles à digérer.

La choucroute est indigeste

✗ Non Contrairement à ce que l'on pense, le chou en choucroute est plutôt digeste : la choucroute est du chou cru fermenté. Les ferments lui confèrent des propriétés antiseptiques pour l'intestin et permettent une très bonne tolérance. La préparation de la choucroute est une forme de cuisson douce. Grâce à la lacto-fermentation, les teneurs en vitamine C, B12 et PP sont augmentées. Le chou devient également plus facile à digérer. Attention, la choucroute est très riche en sel (824 mg de sodium pour 125 g de choucroute en conserve non égouttée). Ce qui est moins digeste dans une choucroute, c'est la charcuterie et le vin blanc qui l'accompagnent. La teneur en graisses des viandes d'accompagnement va faire la différence avec plus ou moins de lipides. Il y a des manières très diététiques de consommer la choucroute : la déguster crue, avec un filet d'huile d'olive et des herbes aromatiques, préparer une choucroute de la mer, en remplaçant les charcuteries par du poisson : haddock, saumon ou/et poisson blanc (c'est aussi une recette traditionnelle alsacienne pour jours maigres). Dans le porc, le jambonneau n'est pas très gras, ni la rouelle et une pintade à la choucroute est un plat délicieux.

Choucroute – Valeur nutritionnelle

Aliment	Portion	Kcalories	Protéines	Glucides	Lipides
Chou de choucroute seul	200 g	49	3 g	8 g	0,6 g
Choucroute royale	380 g	497	19,4 g	16,7 g	39,5 g
Choucroute de poisson	380 g	373	31 g	24 g	17 g
Choucroute garnie Monoprix Gourmet	300 g	399	15,9 g	9 g	26,6 g

Sources : CIQUAL-AFSSA 2008 et étiquetage

Le régime « soupe aux choux » permet de maigrir vite

✗ Non C'est un régime qui circule « sous le manteau » mais aucun des ingrédients de la soupe n'est « mangeur de graisse ». C'est un avatar de ces dernières années qui fait perdre beaucoup de masse musculaire (et qui contribue à dégoûter des choux). On savait que la soupe « faisait grandir », qu'elle jouait un rôle important dans la régulation de la satiété, mais, si de surcroît elle brûlait les graisses, ce serait formidable !

Le dit régime est censé purifier l'organisme, il nettoie plutôt, fait dégonfler et après tout un peu de jeûne ne fait pas de mal quand on a un surpoids. Seulement, la perte de poids est rapide : au bout de 3 jours, on a maigri de 2,5 à 3,5 kg, ce qui est stimulant !

Malheureusement, tout ceci va se faire aux dépens de la masse musculaire : les protéines sont absentes de ce type de ration. Le glycogène (stock de sucre du foie et des muscles) étant épuisé, on brûle ensuite du muscle. On perd aussi du gras car le taux énergétique est bas (à peine 500 Kcal par jour). La reprise de poids risque d'être rapide à l'arrêt du régime et à la reprise d'une alimentation normale. De fait, cette diète maintient le candidat à l'amaigrissement dans une attitude passive, il n'apprend pas à gérer le quotidien et le pronostic n'est pas bon à moyen et long terme. En outre, ce type d'alimentation est fortement déséquilibré, les carences sont multiples et la fatigue induite importante. Il vaudra mieux éviter de conduire sa voiture pendant cette période !

À noter : la « vraie » soupe aux choux n'a rien à voir là-dedans et reste une recette de tradition (et un bon souvenir cinématographique !).

Les choux protègent du cancer

✓ Oui Toutes les crucifères (famille des choux) jouent un rôle protecteur important.

Les choux sont bourrés de substances que l'on sait maintenant exercer une action anticancéreuse (indoles, flavonoïdes, phénols).

Que les études soient faites en Grèce, en Israël, au Japon, aux USA, en Norvège, tous les résultats concordent : tous les choux exercent une formidable action préventive, notamment sur le cancer du côlon, de la prostate, de l'utérus, des poumons, de la bouche, du larynx, du pharynx ou de l'estomac.

Comme pour tous les légumes, cette sacrée famille contribue à diminuer les risques de maladies cardio-vasculaires et de cancers. Les choux présentent en effet des teneurs importantes en antioxydants : composants phénoliques et flavonoïdes. Le chou rouge est celui qui en contient le plus. Il apporte également une forte quantité de cyanidine, le pigment responsable de sa couleur, un antioxydant flavonoïde.

Les choux renferment de surcroît des glucosinolates (composés soufrés). Quand le chou est mangé cru ou très peu cuit, les glucosinolates entrent en contact avec un enzyme présent dans l'aliment, appelé myrosinase, lequel transforme ces glucosinolates en molécules qui contribueraient à limiter le développement du cancer. Il est donc recommandé de manger le chou cru ou peu cuit, à l'étouffée.

Les choux gênent l'action des anticoagulants

✔ **Oui** Comme d'autres aliments riches en vitamine K (choux, brocolis, épinards, avocats, persil, laitue, abats), ils sont à consommer avec parcimonie avec les médicaments anticoagulants oraux, destinés à fluidifier le sang. Ces aliments sont à l'origine d'une diminution de l'efficacité du traitement et donc d'un risque accru de thromboses (formation de caillot dans les veines). Il est conseillé, en cas de traitement avec des anticoagulants oraux, de ne pas manger plus d'une portion de ces légumes de temps en temps, ainsi que de ne pas modifier soudainement ses habitudes alimentaires, en cessant ou augmentant toute consommation.

Épinards

Les épinards sont riches en fer

✘ **Non** Les épinards contiennent peu de fer (environ 2,7 mg à 4 mg/100 g) et ce fer d'origine végétale est très peu assimilé (5 % environ) comme tous les fers « végétaux ». Il est, de plus, complexé par l'acide oxalique qui empêche son assimilation. On a beaucoup parlé du fer des épinards grâce à Popeye, célèbre personnage de cartoon américain des années trente qui tirait sa force des épinards. La consommation d'épinards augmenta de 30 % aux États-Unis dans la foulée. En réalité, la viande et les légumes secs sont meilleurs pourvoyeurs de fer que les épinards.

Le fer des épinards est beaucoup mieux absorbé par le corps lorsqu'il est accompagné d'une source de vitamine C (par exemple avec du jus de citron, ou bien avec la présence d'agrumes dans le repas). La vitamine C multiplie par 3 l'absorption intestinale du fer.

Bien que l'apport de fer des épinards soit peu important et mal absorbé, il n'est pas négligeable et explique la couleur noire des selles dans les jours qui suivent leur ingestion.

À leur défense, les épinards constituent une très bonne source d'acide folique (vitamine B9), de manganèse, de vitamines A et K et de riboflavine (vitamine B2), de vitamine B6 et de cuivre. Les épinards sont aussi très riches en pigments caroténoïdes comme la lutéine, le bêta-carotène et la zéaxanthine, trois antioxydants importants pour la santé des yeux.

Apport en fer moyen des aliments suivants (partie comestible) : (en milligrammes pour 100 g net)	
Boudin	28
Gingembre	11,5 à 14
Persil	3,8 à 5,5
Abricot sec	5,2
Noix de cajou	5 à 5,2
Cresson	1,6 à 3,1
Pissenlit	3,1
Datte séchée	3
Lentilles	3
Épinard cru	2,7 à 3,4
Épinard cuit	3,6
Fenouil	0,2 à 0,5
Pourpier	2 à 2,7
Figue séchée	2,5

Sources : APRIFEL agence française des fruits et légumes frais
CIQUAL-AFSSA 2008

La virgule, Popeye et l'épinard

À quoi tient une « idée reçue » ? Aux conjonctures et parfois aux facéties de la vie. Ici, la rencontre fortuite d'une virgule et de deux créateurs de dessins animés, va donner naissance à une énorme fausse vérité qui durera un bon siècle ! Plus même si l'on songe qu'aujourd'hui encore, beaucoup croient l'épinard bourré de fer. À l'origine de cette légende tenace, se situe une erreur de virgule. À la fin du XIXe siècle, un chimiste (que certains prétendent américain, d'autres, allemand) établit la composition du légume. À la ligne « iron » (fer), il dicte bien la vérité, à savoir un peu moins de 30 mg pour 100 g. Las, sa secrétaire déplace la virgule vers la droite : l'épinard se trouve crédité de dix fois plus de fer. Il faudra attendre les années trente du siècle suivant avant que des chercheurs allemands ne repoussent la virgule à gauche*. Peine perdue ! À la même époque en effet, Dave et Max Fleischer, deux dessinateurs pères de Betty Boop, inventent Popeye, le truculent marin américain. Eh bien, avant Obélix, ils le dotent de fabuleux biceps grâce aux épinards façon potion magique. Popeye, ses épinards et le fer font le tour du monde. Plus riches en fer, les lentilles, par exemple, ou le boudin n'ont pas inspiré de dessinateurs. Tant pis pour eux !

* Il aura fallu attendre 1937 (près de 50 ans), pour que des chimistes allemands corrigent l'erreur. Cette histoire a été relatée dans le *British Medical Journal* en 1981.

Poireau

Le poireau est diurétique

✓ **Oui** Les pouvoirs diurétiques du poireau sont importants, grâce à la présence en bonnes quantités de fructosane et de potassium, associés à un faible taux de sodium, qui favorisent la lutte contre la rétention d'eau et les troubles circulatoires. D'où l'importance de consommer le bouillon de cuisson des poireaux primeurs, en tant que diurétique naturel. Le blanc renferme davantage de fibres solubles et de glucides aux propriétés diurétiques marquées (des traces de saccharose sont responsables de sa saveur douce). Le vert, lui, est plus riche en vitamines (cent fois plus concentré en carotène et deux fois plus en vitamine C que le blanc).

Le poireau est très riche en fibres diversement réparties. Le blanc contient de précieuses pectines qui lui confèrent après cuisson sa consistance moelleuse mais aussi son rôle régulateur de l'absorption du sucre, du cholestérol, ainsi que son action douce et utile sur le transit intestinal. Le vert a des fibres surtout constituées de cellulose qui stimule les intestins paresseux. Dures et indigestes, elles sont parfois mal tolérées par les intestins sensibles. L'odeur caractéristique du poireau est due à sa teneur en composés soufrés.

On réduit beaucoup cette présence soufrée en cuisant le poireau à découvert pour laisser s'échapper les composés volatils.

À noter : ne pas garder les poireaux cuits plus de deux jours car ils deviennent vite indigestes. Quelle que soit la manière de les cuisiner, ils nécessitent un rinçage minutieux, car ils sont parfois très terreux.

Les petits pois sont des féculents

✗ Non Même s'ils sont plus riches en glucides que certains autres légumes, les petits pois atteignent en moyenne 11,8 % de glucides avec moitié sucres et moitié amidon. Cette teneur est largement supérieure à celle de la majorité des légumes frais (2 à 6 %). Elle se situe entre la teneur des carottes ou des artichauts (7 à 9 %) et celle des pommes de terre (20 %).

Elle peut cependant subir de larges variations puisque, selon les études, on relève des valeurs de 10,6 g à 16 g aux 100 g. Cela est dû essentiellement aux différences dans le degré de maturité des petits pois analysés : jeune, le petit pois est très riche en eau et au fur et à mesure de sa maturation, il s'enrichit en glucides (on consomme le plus souvent en France des petits pois jeunes extrafins).

Les petits pois sont moins riches en eau que les autres légumes frais (72 à 80 %) et renferment donc davantage de « matière sèche », en particulier des glucides, des protides, des fibres et des minéraux. Leur apport énergétique est de 65 Kcal/100 g de petits pois cuits.

Radiographie du petit pois

La nature des glucides du petit pois varie également selon le degré de maturité. Dans le petit pois très jeune, saccharose, fructose et glucose occupent une place plus importante, d'où sa saveur sucrée. Puis, au fil des jours, la proportion d'amidon augmente, jusqu'à atteindre 80 % du total glucidique.

Les fibres du petit pois représentent 4 à 6 % du poids total. Dans le petit pois très jeune, elles sont un peu moins abondantes, et surtout plus tendres (composées en majorité d'hémicelluloses). Au fur et à mesure de la maturation, ce taux s'élève. La fraction de cellulose proprement dite augmente, tandis qu'apparaissent des traces de lignine insoluble, et que le taux des substances colloïdales et des pectines diminue.

La teneur en protéines du petit pois est élevée : 6 g/100 g (il en renferme 3 à 5 fois plus que la plupart des autres légumes frais). Comme toutes les protéines végétales, les protéines du petit pois sont déficitaires en certains acides aminés essentiels, par exemple la méthionine. Pour améliorer la valeur biologique des protéines du petit pois, il suffit d'y associer des protéines de céréales (dans lesquelles l'acide aminé déficitaire n'est pas le même : il s'agit de la lysine). Ainsi manger du pain au même repas « optimise » les protéines des petits pois.

Le petit pois renferme beaucoup de minéraux, surtout du potassium qui représente environ le tiers du total de ces derniers

(304 mg). Le phosphore est abondant (126 mg) et, en petite partie, combiné sous forme de phytates. Le soufre, constituant de différents acides aminés et de nombreuses enzymes, atteint 50 mg. À noter les teneurs intéressantes en magnésium (33 mg), en calcium (24 mg). Les teneurs vitaminiques du petit pois sont globalement élevées. Ainsi, les vitamines du groupe B (excepté la vitamine B12 absente de tous les végétaux) sont 2 à 5 fois plus abondantes que dans les autres légumes frais. Le taux de vitamine C atteint 30 mg (et après cuisson, il se maintient aux alentours de 14 mg).

Le petit pois fait ainsi partie des légumes bien pourvus en vitamine C.

Le persil est riche en vitamine C

✔ **Oui** Le persil est réputé pour être riche en vitamine C. Et il est vrai que 100 g de persil apportent entre 125 et 200 mg de vitamine C. En comparaison, 100 g d'orange en contiennent 50 mg, soit 4 fois moins.

Le persil est une herbe originaire du bassin méditerranéen. Les variétés utilisées les plus connues sont principalement le persil frisé et le persil plat. Il est très aromatique et permet d'apporter beaucoup de saveur sans quasiment apporter de calories (seulement 47 Kcal aux 100 g). L'ajout de persil permet de rehausser le goût des plats et permet ainsi de compléter l'apport en vitamine C des fruits et légumes de notre alimentation.

Le persil est également très riche en potassium, magnésium, calcium, vitamine A. Pas mal pour une herbe décorative ! Cependant, il faudrait manger une quantité astronomique de persil pour absorber vitamines et minéraux en quantité importante. En effet, pour ingurgiter autant de vitamine C qu'avec une orange de taille moyenne, il faudrait manger au moins 50 branches ! En bref, on retiendra que le persil est concentré en vitamines et minéraux et qu'il s'agit d'un bon ajout à tout plat.

À noter : le persil apporte 3,5 à 5,5 mg de fer soit près de 2 fois plus que les épinards ! Mais on en mange peu, sauf dans le taboulé libanais.

Salades

Manger de la salade est idéal pour maigrir

✓ Oui Mais… On est encore dans la caricature. On imagine toujours que les régimes amaigrissants consistent à ingurgiter de la salade (sans sauce vinaigrette !). Rien n'est plus faux. Ceci dit, la salade verte (qui regroupe en fait un grand nombre de salades) présente l'avantage de ne pas apporter beaucoup de calories et de remplir l'estomac. C'est souvent la sauce qui apporte les calories car l'huile qui sert à la vinaigrette doit être mesurée : une cuillerée à soupe apporte 10 g de lipides et 90 Kcal alors qu'un petit saladier de salade apportera 27 Kcal pour 50 g. Commencer le repas par une salade croquante ou une crudité permet de provoquer une satiété dans les heures qui suivent le repas. Manger de la salade permet aussi d'avoir des lipides d'addition de bonne qualité avec la sauce vinaigrette, ceux-ci apportant acides gras essentiels et vitamines liposolubles. Le choix de l'huile sera important (voir le chapitre consacré aux corps gras).

Laitue, scarole, batavia, frisée, feuilles de chêne, trévise, mesclun forment les principales salades vertes. Comme tous les légumes feuilles, la salade est à la fois très riche en eau (92 %), et fort peu chargée en constituants énergétiques : 1,3 g de glucides (sucres) aux 100 g, 1,2 g de protides, et moins de 0,5 g de lipides (substances grasses). Au total, cela correspond à un apport énergétique particulièrement modeste, parmi les plus faibles des légumes frais : 13 kcalories pour 100 g (une belle portion de salade pèse 30 à 50 g : voilà qui permet de remplir l'estomac en favorisant les mécanismes de la satiété !).

Le gras de la salade

Bien qu'ils ne soient présents qu'en toutes petites quantités, les lipides de la laitue présentent un réel intérêt nutritionnel, en raison de leur nature originale : ils sont en effet composés en majorité par des acides gras polyinsaturés, notamment par de l'acide linolénique (appelé oméga-3), un acide gras recherché aujourd'hui dans l'alimentation pour ses effets bénéfiques sur les lipides sanguins et la fluidité du sang (le pourpier et la mâche en contiennent le plus). Une portion de 100 g de salade fournit 70 mg d'acide linolénique, soit 5 % de l'apport quotidien recommandé pour une bonne prévention des maladies cardiovasculaires. Et puis, il y a la sauce vinaigrette qui, si elle est à base d'huile d'olive et/ou de colza apportera vitamines liposolubles, acides gras mono-insaturés et polyinsaturés nécessaires au bon fonctionnement de l'organisme.

Manger de la salade apporte minéraux et vitamines

✓ Oui C'est même une vraie mine ! Il y a dans les salades une large diversité de minéraux et oligo-éléments : ceux-ci atteignent un taux de 720 mg aux 100 g, et sont remarquablement variés. Le potassium arrive largement en tête, avec 234 mg (soit plus de 30 % du total des minéraux), suivi par le calcium (37 mg), le phosphore (24 mg), le magnésium (11 mg). Le fer, le zinc, le manganèse sont également présents, et on relève en plus de petites quantités de fluor, de nickel, de cobalt, de sélénium…

La salade constitue une source appréciable de vitamines. Sa teneur moyenne en vitamine C est de 8 mg aux 100 g, mais peut s'élever jusqu'à 22 mg pour les feuilles les plus vertes de la laitue fraîchement récoltée (soit davantage que dans la carotte ou la tomate).

Les vitamines du groupe B sont toutes présentes (à l'exception de la B12, absente du règne végétal), et plusieurs d'entre elles (les vitamines B1, B2, B9) figurent à des niveaux relativement importants pour un légume frais. La provitamine A se situe aux alentours de 0,3 à 0,4 mg (au même niveau que le haricot vert ou le chou, considérés comme bien pourvus en cette vitamine), et la vitamine E varie entre 0,5 et 0,6 mg aux 100 g, des teneurs également intéressantes dans le règne végétal.

Ne mangez pas que le cœur !

Selon que l'on analyse les feuilles très colorées de la salade (celles situées à l'extérieur), ou les feuilles pâles du cœur, on peut relever des teneurs vitaminiques et minérales très différentes. Les feuilles les plus foncées sont les plus riches en pigments caroténoïdes (donc en provitamine A) et en chlorophylle (donc en fer et en cuivre). Le taux de vitamine B9 ou acide folique est aussi plus élevé dans les feuilles très colorées. Chaque fois que cela est possible (lorsque la salade est bien fraîche, et les feuilles pas trop coriaces), il est donc très judicieux de consommer la salade en totalité, cœur et feuilles externes.

Soja

Les pousses de soja combattent les bouffées de chaleur

✗ Non Confondus souvent avec les protéines de soja, les germes de soja ne contiennent pas de phytœstrogènes. Les germes de soja que nous connaissons ne sont pas du soja, mais un haricot germé appelé haricot mungo (ou haricot mung). C'est un simple haricot, qui n'a pas les vertus nutritives du soja. Le haricot mungo est cultivé en Asie où il est utilisé en germe comme légume ainsi que pour la préparation du vermicelle chinois. On le mange cru ou cuit, son introduction en France a été consécutive à l'engouement des consommateurs pour la cuisine asiatique. On le trouve dans les rayons de grande surface en vrac, en barquette ou en sachet 4e gamme. Il prend désormais la dénomination de « germes de haricot mungo » qui enlève toute ambiguïté par rapport au véritable soja.

À noter : À la différence du haricot mungo, le soja ne peut être consommé qu'à l'état transformé (en tofu par exemple). N'essayez pas de manger des graines de « vrai » soja germées, il paraît que c'est toxique. En tout cas, c'est immangeable !

Germes de haricots mungo Valeur nutritionnelle moyenne pour 100 g	
Kcalories	17
Protéines	1,9 g
Glucides	1,3 g
Lipides	0,4 g
Fibres	1,8 g
Calcium	55,6 mg
Magnésium	9,5 mg
Potassium	50,6 mg
Fer	0,36 mg
Vitamine C	0,65 mg

Sources : CIQUAL-AFSSA 2008

Tomate

La tomate protège du cancer

✔ Oui Notamment pour les cancers de la vessie. La tomate est riche en antioxydants. La liste des atouts nutritionnels de la tomate est assez longue : elle contient de l'eau, des vitamines, du lycopène, du bêta-carotène, du potassium, du fer. Le lycopène, ce pigment rouge de la famille des caroténoïdes est un antioxydant très puissant. On le retrouve aussi dans la pastèque, la papaye et le pamplemousse rose. Le lycopène est encore mieux absorbé et plus actif quand la tomate est cuite et dans les préparations à base de tomate : coulis de tomates, sauce tomate, concentré de tomates, Ketchup (mais oui !). L'Agence Française de Sécurité Sanitaire des Aliments (AFSSA) considère que la consommation régulière cumulée de tomates et d'aliments à base de tomate permettrait de décupler l'apport journalier en lycopène.

À noter : En juillet 2009 une étude commanditée par l'Agence Britannique des Normes Alimentaires et reprise par l'American Journal of Clinical Nutrition affirme que les aliments bio n'apportent aucune plus value nutritionnelle sur les aliments de l'agriculture intensive. Réaction énergique de certains chercheurs et des professionnels du bio. Conclusion ? Peut-être dans un futur proche à l'issue des résultats définitifs d'une grande enquête européenne « Quality Low Input Food ».

Le problème du « BIO » politiquement correct ?

Vaste polémique qui a le mérite d'éclairer sous un autre jour nos modes de vie de pays riches !

Globalement, on peut dire que l'agriculture biologique est respectueuse de l'environnement, des cycles naturels (rotation des cultures, recyclage des matières organiques) et favorise les productions naturelles, exemptes d'engrais et de pesticides de synthèse ou de traitements chimiques. Pour l'élevage, c'est pareil, les animaux sont nourris avec des aliments issus de l'agriculture biologique et leur durée d'élevage est plus longue afin de favoriser une croissance naturelle des animaux (pour la plupart, ils sont élevés en plein air et n'ont pas de médicaments vétérinaires à titre préventif comme les antibiotiques). En France, seuls 2 % de la superficie agricole utilisée sont dédiés au « bio » ! Sur les 27 pays producteurs en Europe, la France est le plus important mais, question d'échelle, se situe au 20e rang. Ce marché se développe bien (10 à 15 % de progression par an) et participe à une mouvance qui a « le vent en poupe » : écologie et préservation de l'environnement, qualité, transparence, bien-être.

C'est aussi une réaction à l'agriculture intensive qui fait que fruits et légumes n'ont plus de goût (et ne sont pas moins chers !). Mais le consommateur n'est pas cohérent : il veut ne faire ses courses qu'une fois par semaine, veut des produits qui résistent aux chocs, qui se gardent dans le bas du réfrigérateur, des tomates ou des pommes bien rouges, bien calibrées, des produits d'été en hiver etc.

Le bio arrive. Il est paré de toutes les vertus. Les parents d'élèves sont demandeurs, les élus locaux font de la démagogie et les ayatollahs de tout bord envahissent les plateaux de télévision. Préoccupations de pays riches qu'il faut relativiser...

Les Fruits

JAMAIS ON N'EN AURA AUTANT PARLÉ ! Ils sont devenus – aux côtés des légumes – nos partenaires de santé et nos amis fidèles. À en croire, en effet, les exhortations du PNNS (Programme National Nutrition Santé) et de la publicité collective, il n'est plus possible de survivre sans eux ! Et comme tout citadin s'accroche à ses racines rurales, fussent-elles lointaines, beaucoup de consommateurs (et pas uniquement les grands-mères !) ont sur le sujet des certitudes bien ancrées. Sont-elles fondées ?

Les fruits crus ont les mêmes qualités nutritionnelles que les fruits cuits

✗ Non **Pas tout à fait.** Mais la consommation des deux est souhaitable. Quand on cuit un fruit, on constate une perte de vitamine C et une hydrolyse des fibres de cellulose, c'est pour cela qu'on a toujours séparé les fruits crus et cuits (de même que les légumes crus et cuits) dans les groupes d'aliments. La cuisson n'a par contre pas d'effets délétères sur l'apport en fibres ni surtout sur la teneur en substances antioxydantes (caroténoïdes et polyphénols).

Crus et cuits, les fruits apportent environ 28 % de l'apport total en polyphénols. Les fruits cuits sont utiles quand la dentition et la mastication posent problème et quand le consommateur a des problèmes d'estomac (gastrite, ulcère etc.) ou d'intestin (colites) car ils sont plus digestes.

Rappel : l'hydrolyse est la cuisson à l'eau, elle transforme les longues chaînes de cellulose en morceaux plus petits et plus digestes. Plus elle est longue, plus la perte de vitamines et de minéraux est importante.

Les fruits peuvent être consommés à volonté

✓ Oui et **✗ Non** Tout va dépendre du consommateur et de sa santé. *A priori*, manger des fruits est sain mais il faut mettre un bémol : à part l'eau, tous les aliments apportent des calories : les fruits apportent en moyenne 12 à 15 g de glucides (sucres) pour 100 g. En général, une pomme pèse environ 150 g, ce qui représente un apport de 20 g de glucides soit l'équivalent de 4 à 5 morceaux de sucre ! Les fruits apportent des fibres, des vitamines et de nombreux éléments protecteurs, ils ont une importance capitale mais il ne faut pas en abuser (2 à 3 fruits par jour sont recommandés pour tous les consommateurs). Faisant augmenter les triglycérides, ils devront être limités en cas d'hypertriglycéridémie et de diabète.

Manger des fruits protège du cancer du colon

✓ Oui Consommés en quantités suffisantes, les fruits peuvent réduire le risque de cancer du colon. Leur effet bénéfique est lié à l'accélération du transit intestinal qui minimise le temps de contact entre la paroi intestinale et les substances potentiellement toxiques contenues dans les selles. Les fibres des fruits stimulent aussi la production de certains acides gras qui ont des effets antitumoraux sur la muqueuse du colon : elles augmentent aussi le volume fécal et jouent un rôle préventif dans l'apparition des polypes dans l'intestin.

De surcroît, les fruits sont très riches en vitamines hydrosolubles et en antioxydants. Leur consommation régulière diminue bien le risque de cancer du colon.

Les cures de fruits font maigrir

✗ Non , hélas. Les cures de fruits peuvent faire perdre du poids mais la perte de poids se fait principalement au détriment de la masse musculaire… Les régimes fructivores, « Hollywood », « ananas », « cure de raisin » ou « pamplemousse » ont connu un certain succès médiatique mais ne sont pas conseillés. Ils ne contiennent peu ou pas de protéines et entraînent une fonte musculaire avec un certain nombre de risques (fatigue, sensibilité aux infections, calculs du rein ou de la vésicule etc.) Sur 5 kg de perdus en 15 jours, la perte de masse grasse représente 2 kg contre 3 kg pour le muscle… La masse cellulaire active (muscles + os) déterminant le métabolisme de base (dépense énergétique de repos du corps humain), l'individu consommera moins d'énergie à l'issue de ce régime et regrossira d'autant plus par la suite. Pour avoir fait des régimes stupides et déséquilibrés, certains se retrouvent plus gras et moins musclés qu'avant… à méditer !

Il faut manger les fruits en dehors des repas

✗ Non On l'entend répéter à l'envi : les fruits ne doivent pas être forcément consommés au dessert dans un repas, mais entre les repas, ou une heure avant etc. L'essentiel est de manger 2 à 3 fruits par jour. Peu importe si c'est à la fin ou au début du repas, au petit déjeuner ou au goûter, ou entre les repas. Quel que soit le moment, le fruit garde ses qualités nutritionnelles.

Quant à ceux qui le préconisent, ils ne se basent pas sur des faits scientifiques mais utilisent ce moyen pour inciter leurs patients à moins manger. Il s'agit là d'une technique comme une autre. Cette méthode de dissociation a pourtant beaucoup d'inconvénients et met dans la tête des idées fausses. Rien ne vaut d'abord la mixité d'un repas, avec une entrée, un plat principal et un dessert. La plupart des gens qui travaillent n'ont pas le temps de consommer le fruit en milieu de journée (ou n'y pensent pas) et le résultat entraîne une baisse de consommation des fruits. Le modèle français basé sur 3 repas est à préférer à une succession de goûters ou collations, favorisant le grignotage et la déstructuration des repas (comme dans certains pays).

Les fruits font augmenter les triglycérides

✓ **Oui** Quand on souffre d'une hypertriglycéridémie (maladie métabolique), il est bon de limiter la quantité de fruits. Ceux-ci, on l'a vu, contiennent 12 à 15 % de sucres sous forme principalement de fructose, soit 18 g de sucre pour un fruit moyen de 150 g. Une réduction globale des glucides de la ration alimentaire permet de retrouver des paramètres sanguins normalisés. Cela doit se faire après un interrogatoire alimentaire et un bilan nutritionnel détaillé effectué par un professionnel qualifié.

Un jus de fruits peut remplacer un fruit

✓ **Oui** L'apport en vitamines est préservé (s'il est bu tout de suite). La seule différence est l'apport en fibres qui sera moindre et l'effet sur la satiété : croquer une pomme « cale » plus que boire un jus de pomme 100 % !

Qui manque de magnésium doit manger des fruits secs

✔ **Oui** **Mais aussi et** surtout des fruits oléagineux. L'apport journalier en magnésium recommandé est de 400 à 450 mg et, à titre d'exemple, 100 g d'amandes apportent 254 mg, et 100 g de banane séchée 90.

Fruits secs – Teneur en magnésium en mg pour 100 g	
Amandes	254
Cacahuètes	180
Noisettes	150
Noix	130
Banane séchée	90
Pistaches	58
Dattes	51
Abricots secs	52
Figues sèches	56
Raisins secs	32
Pruneaux	31

Sources : CIQUAL-AFSSA 2008

Les fruits secs donnent de l'énergie

✔ **Oui** Et sous un faible volume. Ils sont « bourrés » de glucides, contiennent vitamines, magnésium et calcium. Ils sont pratiques d'utilisation, prennent peu de volume et sont utilisés lors d'efforts sportifs (randonnées, courses à la voile…). Pruneaux, figues, abricots, raisins, bananes et dattes sont les plus courants. À part la vitamine C détruite par la chaleur, ils contiennent les éléments nutritifs des fruits frais : vitamines A, B, magnésium, potassium, calcium, fer, phosphore, ainsi que beaucoup de fibres. L'apport en glucides aux 100 g est 5 fois plus important que dans les fruits frais. C'est cette richesse en sucres (fructose et glucose) qui les rend plus énergétiques. Ces fruits secs ont l'avantage de se conserver plusieurs mois (à l'abri de la chaleur et de la lumière).

Fruits secs – Valeur nutritionnelle (pour 100 g)				
	Kcalories	**Glucides**	**Lipides**	**Fibres**
Abricots	226	46,3 g	0,3 g	13 g
Banane	262	60,2 g	1 g	5,5 g
Dattes	246	58,1 g	0,2 g	7,1 g
Figues	235	52,5 g	1,4 g	11,4 g
Pruneaux	182	43,2 g	0,3 g	5,2 g
Raisin	293	65,8 g	0,5 g	2,8 g

Sources : CIQUAL-AFSSA 2008

Les fruits oléagineux sont gras

✔ **Oui** Ils sont riches en lipides et apportent beaucoup d'énergie sous un faible volume. Noisettes, amandes, cacahuètes, noix, noix de cajou, pistaches, contrairement aux fruits séchés qui sont pauvres en lipides (entre 0,2 et 1,2 g pour 100 g), apportent entre 47 et 72 g de lipides aux 100 g. On en extrait des huiles. Leur valeur calorique est grande : 600 kcalories aux 100 g en moyenne, car 1 g de lipide apporte 9 kcalories (les glucides n'apportent eux que 4 Kcal au gramme). **Ce qu'on oublie souvent, c'est que les fruits oléagineux apportent aussi des protéines (20 % environ) et des glucides (3 à 20 % environ).** Ils renferment aussi des minéraux et de la vitamine E antioxydante. À conseiller lors des activités sportives par temps froid pour leur côté pratique et leur faible volume et, bien sûr, aux personnes maigres désirant grossir !

Fruits oléagineux –Valeur nutritionnelle (pour 100 g)				
	Kcalories	Glucides	Lipides	Fibres
Noisettes	604	5,7 g	59,7 g	13,2 g
Amandes	593	5,6 g	52,9 g	7,6 g
Cacahuètes grillées	554	7,5 g	47,3 g	11,4 g
Noix	650	3,5 g	65 g	6,2 g
Noix de cajou	598	20,5 g	49 g	3,3 g
Noix de pécan	697	4,5 g	72 g	9,6 g
Pistache	569	9,3 g	48,6 g	8,4 g

Sources : CIQUAL-AFSSA 2008

Plus un fruit paraît sucré, plus il est riche en sucres

✗ Non Le goût sucré d'un fruit n'a pas de rapport avec sa teneur en sucres, il s'agit d'une question de parfum, de « flaveur » comme disent les Anglais. Une pomme verte acide et une pomme très sucrée comme la clochard, ont la même teneur en sucres. De même pour les melons, les fraises, etc. Ces dernières ont l'air plus sucrées que les pommes, pourtant elles n'apportent que 7 % de glucides contre 12 % pour les pommes. La banane, quant à elle, fait fort : 20 à 21 % de glucides (soit 30 g pour une banane moyenne de 150 g !).

Abricot

Les abricots secs sont plus sucrés que les abricots frais

✓ Oui La teneur en sucre des abricots secs est très élevée du fait de la diminution de l'eau qui représente en moyenne 85 % du poids du fruit quand il est frais. Si on compare 10 g d'abricot frais et d'abricot sec, la différence est importante ! Mais il faut savoir qu'un abricot sec pèse 8 g et apporte 3,6 g de glucides (et 18 Kcal) alors qu'un abricot frais pèse 30 g, apporte 3 g de glucides (et 14 Kcal) !

Agrumes

Manger des agrumes le soir empêche de dormir

✗ Non Certaines personnes évitent de manger des agrumes au repas du soir. Elles ont peur que la vitamine C contenue dans ces fruits nuise à un sommeil réparateur. C'est devenu un lieu commun de dire que la vitamine C perturbe le sommeil et de faire l'amalgame avec la teneur élevée de ces fruits en vitamine C (3 clémentines apportent 62 mg de vitamine C, une orange 80 mg et un demi-pamplemousse 62 mg)[2].

La vitamine C, il est vrai, a une réputation ancienne d'excitant et serait coupable de provoquer des insomnies. En fait, il n'en est rien. En 1986, la revue *Prescrire* dénonçait déjà cette idée reçue. Rien ne permet d'affirmer que la vitamine C perturbe l'activité cérébrale pendant le sommeil. Au contraire, une étude réalisée chez 18 volontaires sains relate les enregistrements EEG (électroencéphalogramme) diurnes et nocturnes après prise au coucher de 4 grammes de vitamine C ou de placebo. Aucune modification des cycles ou de l'organisation du sommeil n'est retrouvée chez ceux qui ont absorbé la vitamine C. Aucun trouble fonctionnel n'est rapporté au réveil. Une autre étude réalisée en 1975 chez 54 volontaires étudiants en médecine de Strasbourg a comparé l'effet sur le sommeil d'un sédatif (sécobarbital) avec de la vitamine C et un placebo : un gramme de vitamine C au moment du coucher n'avait eu aucun effet statistiquement significatif sur le sommeil. Les doses données dans ces expériences (4 grammes de vitamine C) sont l'équivalent de 10 kg d'oranges ou de pamplemousses. Les agrumes peuvent donc avoir leur place au dîner. On peut dormir tranquille !

---

2 Sources : CIQUAL-AFSSA 2008

Ananas

L'ananas fait maigrir et brûle les graisses

✗ Non Aucun aliment ne brûle les graisses ! Pour perdre du poids, il faut avoir une alimentation équilibrée, bien construite, limitée en lipides et en sucres rapides et une activité physique. Ce qui fait maigrir, c'est la différence entre les apports énergétiques et les dépenses. L'ananas est peu énergétique, il apporte 47 Kcal aux 100 g et 11,3 g de glucides. Source de manganèse et de vitamine C, l'ananas est cependant surtout connu pour sa substance active, la broméline ou bromélaïne.

Certains laboratoires peu scrupuleux ont vendu (en pharmacie !) il y a quelques années des gélules à l'ananas censées faire maigrir. Ce fut surtout le porte-monnaie qui s'est mis à maigrir.

La publicité a présenté la broméline comme une substance « mangeuse de graisses ». En fait, la broméline est constituée d'un groupe d'enzymes digestifs, des protéases, qui ont la propriété de digérer les protéines et de faire cailler le lait. Elle peut être extraite du jus de l'ananas frais ou de la tige de la plante (c'est le cas de celle qui se trouve sous forme de complément alimentaire). L'ananas au sirop n'en contient pas du fait du traitement thermique. On s'en sert comme additif alimentaire pour attendrir la viande ou comme agent de texture. En tant que supplément alimentaire, elle est offerte soit seule, soit en association avec d'autres enzymes ou des plantes digestives. Mais la broméline n'a jamais aidé à dissoudre les graisses.

L'ananas aide à digérer

✗ Non Pas plus que d'autres fruits et l'idée ci-dessus est à relier au paragraphe précédent et à la supposée activité mange-graisse de la broméline. Quant à prendre de l'ananas frais au dessert après un repas copieux et/ou gras, ce sera toujours mieux qu'un gâteau au chocolat ou une crème brûlée pour faciliter la digestion !

Banane

Une banane équivaut à un steak

Non Rien à voir. L'apport énergétique d'une banane moyenne de 150 g est de 132 kcalories environ. Ces calories sont apportées principalement par des glucides (30 g). La banane est dépourvue de graisses et pratiquement de protéines. Le steak, quant à lui, apporte des protéines (28 % environ) et des lipides (4 %). Seul l'apport énergétique est sensiblement le même si le steak est petit (100 g de steak apportent 148 Kcal). La banane apporte du potassium en quantité importante (413 mg/100 g) et du magnésium (29,7 mg/100 g).

Sources : CIQUAL-AFSSA 2008

La banane est un féculent

Non L'idée a pourtant fait long feu, même chez des diabétologues ! La banane fait partie des fruits riches en glucides (20 % environ) et on a cru que ces glucides étaient sous forme d'amidon. En fait, la composition diffère selon son degré de maturité et il faudrait manger la banane verte pour avoir des sucres complexes, à libération prolongée. Attention, toutes les bananes ne se ressemblent pas : plantain, fruit ou minibanane, leur saveur et leur mode de préparation sont très différents :

La banane plantain ne peut pas se consommer crue, car elle est très riche en amidon, ce qui la rend indigeste. On la cuisine comme la pomme de terre, poêlée ou cuite à l'eau. La banane fruit est celle que l'on consomme dans nos pays. On la récolte encore verte et on la laisse mûrir dans des chambres spéciales. Au fur et à mesure que la banane mûrit, l'amidon se transforme en sucre. Les bananes mûres ont la même valeur énergétique que les bananes vertes, mais les calories sont apportées uniquement par des sucres rapides, facilement utilisés par l'organisme sans cuisson. La minibanane, tigrée, possède une pulpe très fruitée sous sa peau fine.

Cacahuète (ou arachide)

Les cacahuètes sont déconseillées aux petits enfants

Oui Il y a un risque non négligeable de fausse route lors de l'ingestion de cacahuètes. La raison majeure est le risque d'étouffement qu'elles peuvent provoquer mais il existe aussi le risque d'allergie à l'arachide qui se développe et qui peut avoir des conséquences graves chez les tout petits.

Cerise

La cerise est diurétique

Non Le fruit n'est pas diurétique. Seule la queue de cerise en infusion a un effet certain.

Citron

Le citron est décalcifiant

Non C'est faux. L'acidité d'un aliment n'a pas de rapport avec l'acidité du sang ou des urines. On sait que la décalcification est liée à un excès d'acidité dans le corps. De nombreux travaux montrent que la masse osseuse commence à diminuer graduellement dès l'âge de 25-30 ans. L'ostéoporose ultérieure est multifactorielle et génétique. Mais il est opportun de développer précocement des stratégies de prévention nutritionnelle pour la limiter.

Fruits et légumes contre le surcroît d'acidité

Certains ont émis l'hypothèse selon laquelle l'alimentation moderne, acidifiante, favoriserait la fuite urinaire calcique, d'où un risque accru d'ostéoporose.

Une alimentation très protéique est **acidifiante** (le pH est inférieur à 7) et une alimentation riche en fruits et légumes, pauvre en protéines est **alcalinisante** (pH supérieur à 7). Expérimentalement, on a montré une relation linéaire entre l'importance de l'acidité urinaire et la fuite calcique urinaire.

Sans phénomène adaptatif, une fuite calcique de 66 mg/jour aboutirait à une perte de 480 g de calcium au bout de 20 ans. Le squelette humain contenant environ 1 150 g de calcium, nos os perdraient ainsi la moitié de leur charge calcique !

On peut donc considérer que la fuite calcique urinaire n'est pas uniquement d'origine osseuse, mais liée à d'autres origines ; et que la mesure de l'excrétion calcique n'est pas un bon facteur indicateur de l'ostéoporose.

De fait, l'alimentation moderne acidifiante, même si elle favorise la fuite calcique, ne semble pas être un facteur déterminant d'ostéoporose. Mais on pourrait limiter l'hypercalciurie en favorisant les aliments et les boissons alcalinisantes dans un souci de meilleur équilibre acido-basique.

Aliments acidifiants :
Viandes, poissons et crustacés, lait et dérivés, pain, produits transformés, boissons à base de caféine, alcools...

Aliments alcalinisants :
Fruits et légumes, épices et fines herbes, amandes et graines...

Kiwi

Le kiwi est riche en vitamine C

✓ **Oui** C'est un des fruits les plus riches en vitamine C avec les agrumes (orange, citron, pamplemousse) et les fruits rouges. Sa teneur moyenne est située à 83 mg/100 g, avec des variations de 30 à 200 mg/100 g selon l'origine. Ce taux reste stable au fil du temps car, dans le kiwi, la vitamine C est bien protégée par la peau du fruit (qui fait barrage vis-à-vis de l'oxygène de l'air) et par la présence des acides organiques.

Le kiwi, un sacré champion

C'est un fruit tout petit mais plein de ressources !

Son apport énergétique est modéré : il fournit 50 Kcal/100 g.

Son énergie provient pour l'essentiel de ses glucides, qui représentent environ 10 % de l'ensemble de ses constituants. Le kiwi fournit aussi une quantité appréciable de vitamine E : 3 mg/100 g. Cet apport est élevé, et insolite, puisque la plupart des aliments qui sont de bonnes sources de vitamine E sont riches en graisses (huiles végétales, certaines graines oléagineuses, avocat...), mais il est probable que la vitamine E du kiwi est concentrée dans ses petites graines comestibles, elles-mêmes très riches en lipides. Le kiwi apporte un peu de provitamine A (0,05 mg/100 g), et un large éventail de vitamines du groupe B, en particulier de la vitamine B6 ou pyridoxine (qui joue un rôle important dans la synthèse des neurotransmetteurs), et de la vitamine B9 ou acide folique (antianémique).

Le kiwi renferme des minéraux variés (au total, plus de 700 mg/100 g). Il fait partie des fruits bien pourvus en potassium (près de 270 mg/100 g).

Les taux de calcium (27 mg/100 g) et de magnésium (17 mg) sont relativement importants. Les fibres du kiwi sont abondantes (2,5 g/100 g) et bien réparties entre les fibres insolubles (cellulose, hémicellulose) qui représentent environ les 2/3 du total, et les fibres solubles (pectines) pour le reste. Elles stimulent le transit intestinal de façon efficace.

À noter : le kiwi renferme une enzyme spécifique : l'actinidine. Cette enzyme est une protéase, capable (comme la papaïne de la papaye, la ficine de la figue ou la broméline de l'ananas) de scinder les protéines en plus petites molécules. Elle est inactivée par la chaleur, et l'action du suc gastrique.

Mangue

La mangue est riche en fer

Non Même si, par rapport aux autres fruits, elle en contient un peu (0,1 à 0,7 mg/100 g et 0,36 en moyenne). Comme pour tous les fruits, la teneur en fer végétal est très faible. Une mangue de 200 g n'apporte donc que 0,72 mg de fer en moyenne. Ce fer n'est en outre absorbé qu'à 5 % dans l'intestin.

La mangue est un fruit exotique non seulement riche en vitamine C (44 mg à 100 mg/100 g), mais aussi en provitamine A (3 mg/100 g), une demi-mangue suffit donc à couvrir les besoins journaliers.

Avec un apport de 56 à 65 kcal/100 g et 83 % d'eau, la mangue est un fruit peu calorique.

C'est une bonne source de potassium (147 mg/100 g), de calcium (12 mg/100 g), de magnésium (12 mg/100 g) et de phosphore (14 mg). Ses fibres (2,1 g/100 g) sont favorables au transit intestinal.

Sources : CIQUAL-AFSSA 2008

Melon

On peut manger du melon à volonté

✗ Non Ce n'est pas « que de l'eau ». Certes le melon en fournit beaucoup (il en renferme près de 90 %) mais il contient aussi des glucides (le taux de glucides du melon peut varier de 6 à 14 % mais se situe le plus souvent aujourd'hui, aux alentours de 7 g).

100 g de melon apportent 34 à 48 kcalories.

Parmi les vitamines, il faut en premier lieu souligner la présence de carotène (provitamine A). Avec la mangue et l'abricot, le melon fait partie des fruits qui en contiennent le plus (surtout pour les melons à chair orangée et très peu pour les melons verts).

Le taux de vitamine C se situe aux alentours de 25 mg/100 g. Malgré des variations assez notables (de 10 à 47 mg), le melon peut ainsi être considéré comme un fruit « bon fournisseur » de vitamine C (sa teneur est supérieure à celle de la pomme, de la poire ou de l'abricot, par exemple).

L'éventail des minéraux est très large : le potassium domine nettement, avec un taux élevé de 237 mg/100 g. Cela confère au melon des propriétés diurétiques manifestes (d'autant plus marquées que le taux de sodium y est faible, comme dans tous les fruits). Les oligo-éléments sont nombreux (fer, zinc, cuivre, manganèse, iode, bore, etc.).

Les fibres, composées surtout d'hémicelluloses et de pectines, ne dépassent pas 1 g/100 g.

Mais elles sont particulièrement efficaces pour accélérer le transit intestinal.

Orange

L'orange est le fruit le plus riche en vitamine C

✓ Oui Un des plus riche en tout cas parmi les fruits usuels que nous consommons. Une orange apporte entre 40 et 80 mg de vitamine C aux 100 g, en fonction des productions (avec une moyenne autour de 53 mg) soit environ 80 mg de vitamine C pour une orange de poids moyen. L'activité de la vitamine C est renforcée par la présence de substances « vitamine P » (nom générique par lequel on désigne l'ensemble des flavonoïdes et anthocyanes). Ces substances potentialisent l'effet antiscorbutique de la vitamine C et ont, par ailleurs, une action protectrice vis-à-vis des petits vaisseaux sanguins, les capillaires.

Elle apporte autant de vitamine C que le citron et le pamplemousse. Manger un de ces fruits par jour couvre la totalité des besoins en vitamine C ! À conseiller particulièrement aux fumeurs, chez qui les besoins sont augmentés de 25 %, le tabac détruisant la vitamine C. Les agrumes, en général, sont une bonne source de vitamine C. Mais ce ne sont pas, et de loin, les meilleurs pourvoyeurs en la matière. La goyave, le kiwi, le chou ou le piment, par exemple, font bien mieux.

Pamplemousse

Le pamplemousse fait maigrir

✗ Non Comme pour l'ananas cité plus haut, aucun aliment ne fait maigrir. Pour maigrir, il faut manger mieux, parfois moins et augmenter ses dépenses énergétiques. Le pamplemousse est un fruit sympathique, peu sucré (environ 9 % de glucides) mais son acidité naturelle ne doit pas le faire confondre avec un liquide vaisselle dégraissant (certains sont aromatisés au… pamplemousse !)

Le pamplemousse interfère dans l'action de certains médicaments

✓ Oui Le pamplemousse (ou pomelo) est un agrume réputé pour sa richesse en vitamine C. Ce que l'on sait moins, c'est qu'**il est capable d'influencer l'activité de certains médicaments.**

Le pamplemousse freine l'activité d'une classe de cytochromes P450 (voir encadré). Les médicaments qui font appel à cette même classe d'enzymes sont donc **moins rapidement éliminés** et restent plus longtemps sous leur forme active. Parmi les médicaments qui utilisent cette voie, on retrouve des **tranquillisants**, certains **antidépresseurs** (dopaminergiques) et surtout des **immunodépresseurs**, des substances utilisées pour lutter contre l'hypertension ou encore contre l'excès de cholestérol (**statines**).

La consommation de pamplemousse augmente la durée d'action de ces médicaments. Il est donc difficile d'évaluer correctement la dose à prescrire et les médecins déconseillent la consommation de pamplemousse.

Le cytochrome P450 : la machine à « évacuer » les médicaments

Il est présent dans tous les tissus et bien entendu dans le foie. Les médicaments que nous absorbons sont éliminés plus ou moins rapidement par notre organisme, ce qui détermine leur durée d'action. Parmi les techniques d'élimination des médicaments, il y a leur transformation en produits plus solubles dans l'eau, ce qui permet leur élimination via les urines. L'arsenal enzymatique appelé cytochrome P450 est responsable de cette tâche.
Plus le système cytochrome P450 est actif, plus vite le médicament sera transformé et éliminé, moins longue sera la durée d'action du médicament. À l'inverse, s'il est ralenti, le médicament sera éliminé plus lentement et son activité sera donc prolongée. ➥

Le système P450 ne travaille pas au même rythme chez tout le monde. Certains individus sont plus ou moins bien équipés que d'autres en enzymes, c'est la raison pour laquelle les médicaments n'exercent pas leur effet avec la même intensité chez tout le monde, ce qui rend leur dosage plus compliqué. **Une quantité adéquate pour l'un pourra se révéler toxique pour quelqu'un d'autre.**

Les chercheurs ont montré que l'ingestion de jus de pamplemousse amenait les cytochromes P450 de l'intestin au même niveau chez tous les individus. Autrement dit, grâce au pamplemousse, le système P450 travaille au même niveau chez tout le monde, en dépit des différences existant avant la consommation du jus.

Grâce à cet effet du pamplemousse, les médicaments utilisant cette voie pourraient se révéler plus efficaces et leur dosage mieux standardisé, ce qui assurerait une meilleure sécurité d'utilisation.

Le prochain défi pour les scientifiques consiste à identifier et à extraire du pamplemousse la ou les substances responsables de cet effet. À l'avenir, elles pourraient bien accompagner certains médicaments, dont l'effet aura ainsi été standardisé.

Papaye

La papaye fait maigrir

✗ Non Pas plus que l'ananas ou le pamplemousse. Répétons-le : la consommation d'aucun aliment ne brûle les graisses ! Pour perdre du poids, il faut avoir une alimentation équilibrée, bien construite, limitée en lipides et en sucres rapides et une activité physique régulière.

La papaye est un fruit aux multiples vertus, avec de très bons antioxydants. Elle apporte 44 kcal aux 100 g et 10,4 g de glucides. Sa consommation est tout à fait appropriée dans un régime minceur.

Pomme

La pomme ne fait pas grossir

✓ Oui et ✗ Non Tout peut faire grossir. Même si la pomme est un bon aliment, elle apporte des sucres (environ 18 à 20 g pour une pomme moyenne) et 90 kcalories. On ne peut donc pas manger des pommes à volonté. Tout dépendra ensuite de la dépense énergétique du sujet et de son état métabolique (en cas de triglycérides élevés ou de diabète, la consommation de fruits doit être limitée).

Manger des pommes aide à lutter contre le cholestérol

✓ Oui et ✗ Non Le fait de dire que les pommes sont bonnes contre le cholestérol est à la fois vrai et faux. La pectine des pommes est sans aucun doute intéressante, tout comme l'augmentation en fibres de la ration pour diminuer l'absorption intestinale du cholestérol. Manger 2 ou 3 fruits par jour est excellent pour la santé (minéraux, vitamines, fibres, polyphénols) mais trop de fruits (1 pomme = 4 à 5 morceaux de sucre) peuvent, avec d'autres facteurs, favoriser le surpoids et une augmentation de certains lipides du sang (triglycérides).

Croquer une pomme entre les repas coupe l'appétit

✓ Oui Manger une pomme quand on a faim présente beaucoup d'avantages : cette dernière est ferme, permet de mordre, de croquer, de décharger dans certains cas son agressivité sur l'aliment ! Une pomme apporte environ 20 g de glucides et permettra de corriger une glycémie basse, c'est un bon coupe-faim qui a le mérite de remplir l'estomac, d'apporter des fibres mais pas de graisses (certaines barres chocolatées apportent plus de 10 g de lipides).

Pruneau

Les pruneaux ont des propriétés laxatives

✓ Oui Les pruneaux, grâce notamment à leur teneur très élevée en fibres (13 à 16 g pour 100 g en moyenne), jouent un rôle « mécanique » en accélérant et stimulant le fonctionnement des intestins. Leurs propriétés laxatives sont également dues à la présence de certains sucres comme le sorbitol et le xylitol (polyols), présents à une teneur élevée (20 % des sucres du pruneau).

À noter : attention, dans le cas de colopathies, l'action du pruneau peut se révéler trop agressive.

Raisin

Le raisin est très sucré

✓ Oui Le raisin apporte entre 15 à 16 g de glucides aux 100 g soit près d'un tiers en plus de la moyenne des autres fruits. Une grappe de raisin pèse environ 150 g et son apport énergétique n'est pas négligeable (70 à 80 kcalories). Mais c'est un excellent fruit, riche en flavonoïdes (pigments antioxydants). La saison du raisin est courte et il n'y a pas de raison de limiter sa consommation du moment que l'on n'a pas de problème de poids ou de maladie métabolique (hypertriglycéridémie ou diabète).

Le raisin contient des pesticides

✓ Oui Le raisin est un des fruits qui demande le plus de produits phytosanitaires. Il n'occupe que 3 % de nos terres agricoles mais sa culture utiliserait 20 % des pesticides totaux. Les autorités sanitaires ont dû fixer une LMR (limite maximale autorisée de résidus) mais certains la trouvent trop élevée encore. Certains vins conventionnels présentent des concentrations en pesticides 5 000 fois plus élevées que ce qui est autorisé pour l'eau du robinet[3]. Heureusement que l'on ne boit pas que du vin !

Le raisin doit toujours être bien lavé avant d'être consommé !

Variez les fruits !

L'une des propriétés nutritionnelles attribuée aux fruits est leur richesse en vitamine C. C'est vrai pour la plupart des fruits, mais certains d'entre eux en contiennent peu. Les fruits les plus riches sont le cassis, les fraises, l'orange, la clémentine, la mangue, le pamplemousse, le kiwi (de 30 à 200 mg pour 100 g). En revanche, le raisin, la pomme, la poire, la banane en contiennent moins de 10 mg pour 100 g. C'est pourquoi il faut « varier » les fruits pour avoir des apports suffisants en vitamine C.

Fruits frais – Apports moyens en vitamine C* pour 100 g (poids net)	
Aliments	**(mg)**
Cassis	187
Goyave	180
Kiwi	83
Papaye	62
Fraise	57
Orange	53
Citron	52
Mangue	32
Clémentine	41

3 étude PAN Europe (Pesticides Action Network)

Fruits frais – Apports moyens en vitamine C* pour 100 g (poids net) (suite)	
Aliments	**(mg)**
Groseille	43
Pomelo	41
Mûre noire	36
Fruit de la passion	30
Framboise	25
Ananas	21, 3
Melon	23
Grenade	11,4
Myrtille	9,7
Coing	15
Cerise	9
Banane	11,7
Pastèque	11
Pêche	6,6
Abricot	5,3
Kaki	7,5
Poire	5
Pomme	3,3
Prune	5,4
Figue fraîche	2
Raisin noir	8,4
Raisin blanc	4

* Sources : CIQUAL-AFSSA 2008

Pain, Céréales, Tubercules et Légumes secs

On sait qu'aujourd'hui les Français ne mangent pas assez d'aliments « féculents » particulièrement riches en glucides (amidon), pourtant nécessaires au rassasiement et à la satiété. Les glucides et principalement les sources d'amidon devraient représenter au moins la moitié de notre apport énergétique quotidien et ainsi constituer la base de notre alimentation. Or, beaucoup pensent que, pour manger équilibré, il faut diminuer les féculents, ce qui est une erreur nutritionnelle, dans la mesure où l'insuffisance de carburant (glucides) se traduit par une faim accrue dans la journée entraînant des grignotages souvent gras (sucrés ou salés).

Pendant plus d'un demi-siècle, de nombreux scientifiques ont classé les aliments glucidiques en : glucides complexes (amidon) longs à digérer, et en glucides simples (mono et disaccharides) rapidement absorbés, d'où la dénomination de sucres « lents » et de sucres « rapides ».

Dès les années vingt, de nouveaux travaux sont venus écorner sérieusement ces affirmations; et, en 1981, David Jenkins et Tom Wolever de l'université de Toronto ont véritablement révolutionné les connaissances sur la glycémie en établissant le concept de l'Index Glycémique (IG). Personne, certes, ne sera tenu d'apprendre par cœur le mode de calcul qui conduit, dans l'encadré ci-dessous, à l'obtention de cet Index Glycémique (IG) ou de celui de sa cousine, la Charge Glycémique (CG). En revanche, tous nos lecteurs qui ont à affronter l'une ou l'autre de ces pathologies : obésité (et surpoids), diabète, maladies cardio-vasculaires auront intérêt à substituer ces nouveaux outils aux anciens. Si l'on veut réguler la glycémie (sucre dans le sang) pour éviter les pics d'hyperglycémie stimulant une production accrue d'insuline qui, à la longue, épuise le pancréas, mieux vaut consulter l'échelle IG que de s'obnubiler sur la teneur en glucides de la purée de pommes de terre ou du gâteau de Savoie ! On s'apercevra dès lors que l'avantage de ladite « échelle » est d'établir une vraie et utile hiérarchisation des aliments glucidiques.

IG + CG : vous êtes mieux informés !

L'Index Glycémique (IG) consiste à classer les aliments (notamment glucidiques) en fonction de l'élévation de la glycémie (sucre dans le sang) postprandiale[1] qu'ils induisent après leur consommation. La référence de comparaison est une solution de glucose (IG = 100) mise en œuvre selon une méthodologie complexe incluant plusieurs tests sur plusieurs individus pour le même aliment.

$$IG = \frac{\text{Réponse glycémique de 50 g d'aliment testé}}{\text{Réponse glycémique de 50 g de glucose}}$$

Cette notion doit être complétée par celle de la charge glycémique (CG), c'est-à-dire de la quantité d'aliment ingérée : CG obtenue en multipliant l'IG par la teneur en glucides de la portion et divisée par 100.

Exemple : 30 g de baguette de pain courante avec un IG de 78 x 15 (teneur en glucides de la portion) = 1 170 divisée par 100 = une charge glycémique (CG) de 11,7

1 Après repas

À noter : les IG indiqués dans cet ouvrage sont tirés des travaux du professeur Jennie Brand-Miller, de Kaye Foster-Powell, du professeur Stephen Colagiuri et du professeur Gérard Slama (*L'Index Glycémique*. Éditions Marabout 2006).

Index Glycémique moyen (IG) des aliments courants
Pour rappel, le glucose est base 100.

	Aliment	IG moyen
IG supérieur à 70	Purée de pommes de terre maison	91
	Boule de pain complet français Variations de l'IG + ou - 27	85
	Pommes de terre au four	85
	Purée de pommes de terre en flocons	83
	Baguette courante française Variations de l'IG + ou - 17	78
	Pommes de terre cuites avec la peau	78
	Blinis	69
	Croissant	68
	Saccharose	68
	Semoule de couscous cuite à l'eau	65
IG de 50 à 70	Pain au lait	63
	Gâteaux en général	59
	Riz basmati cuit à l'eau	58
	Baguette française de tradition Variations de l'IG + ou - 9	57
IG inférieur à 50	Boulgour cuit	48
	Gâteau de Savoie	46
	Pâtes torsadées	42
	Haricots blancs	38
	Lentilles cuites à l'eau	30
	Haricots blancs cuits à l'eau	23
	Fructose	19

Sources : Foster-Powell K, Holt S.HT, Brand-Miller. J. International table of glycemic index and glycemic food values 2002 Am.J.Clin.Nutr.2002 ;76 :5-56 et S.W Rizkalla, G.Slama et coll. 2006

À noter : il existe de nombreux facteurs pouvant faire varier l'IG d'un aliment. Les plus décisifs sont sa composition en divers glucides, sa forme « physique » (par exemple, liquide, solide, présence de morceaux), la prise hors repas ou au cours d'un repas. Dans ce dernier cas, la nature même du repas est importante (présence de protéines, graisses et fibres comme la pectine…), ainsi que la cuisson des aliments, et la fréquence des prises alimentaires dans la journée…

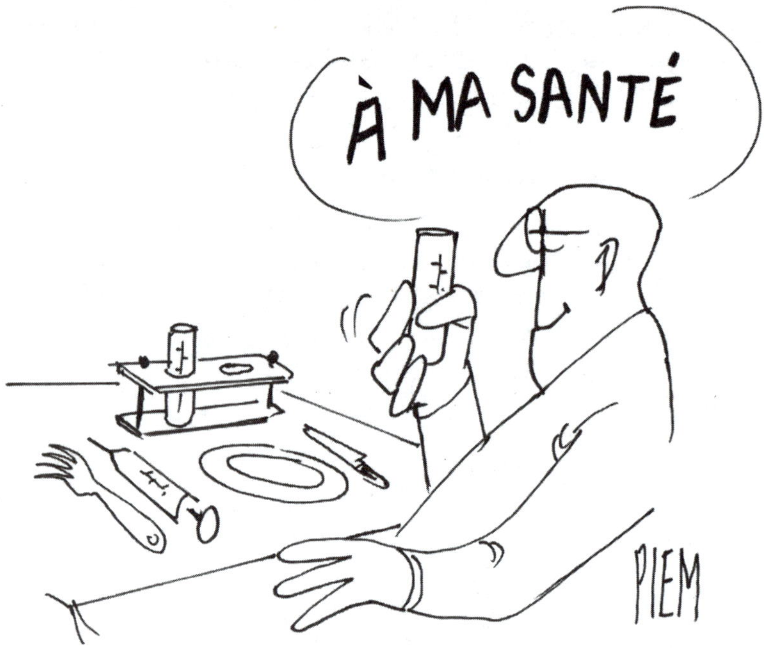

Pain

Le pain fait grossir

☒ Non Manger du pain ne fait pas grossir, à condition bien sûr que les quantités soient adaptées au sexe et au niveau d'activité. C'est bien souvent ce qu'on ajoute au pain qui est en cause. Le pain est un excellent aliment qui doit absolument retrouver une place de choix dans notre assiette, ainsi que dans l'assiette des diabétiques et des personnes en surpoids…

Il est pauvre en graisses (0,8 g de lipides/100 g), apporte des protéines végétales (7 à 8 g/100 g) et des glucides (50 à 55 g/100 g). Il vaudrait mieux manger un peu plus de pain et un peu moins de viande et de fromage, la ration lipidique serait moins importante. Il est bon de rappeler qu'un gramme de lipides apporte 9 kcalories, alors qu'un gramme de glucides n'en apporte que 4.

Riche en amidon (glucides complexes), le pain permet de prolonger l'état de satiété et diminue ainsi l'envie de grignoter entre les repas. Sous sa forme complète, il apporte des fibres et permet de maintenir un bon niveau de glycémie pendant les heures qui suivent le repas.

À noter : attention, le pain préemballé peut contenir du gras, surtout s'il est moelleux (de 3 à 12 g/100 g pour certains pains de mie). Avec 0,8 % de matière grasse, le pain est moins gras que les biscottes, triscottes, pains suédois dont les teneurs en lipides peuvent avoisiner les 7 à 11 % !

Le pain est un aliment complet

✗ Non Le pain n'est pas un aliment complet, car il est confectionné à partir de farine, d'eau et de sel. C'est avant tout un aliment glucidique (50 à 55 g de glucides/100 g en moyenne) et ses protéines végétales sont dépourvues de lysine, acide aminé indispensable contenu par exemple dans les produits laitiers ; pain et fromage représentent donc une bonne association, car les protéines se complètent.

À noter : le pain complet et le pain de seigle sont un peu moins caloriques que le pain blanc car plus riches en fibres.

Le pain au levain augmente moins la glycémie que le pain blanc

✓ Oui Car la fermentation naturelle du pain au levain (et mieux encore le pain de seigle au levain) produit de l'acide lactique et propionique. L'acidité ainsi obtenue ralentit la vidange de l'estomac et donc la digestion de l'amidon. L'acheminement plus lent des glucides contribue à un taux de glucose sanguin (glycémie) plus faible ainsi qu'à une production d'insuline plus modérée dans les heures qui suivent le repas.

L'Index Glycémique du pain bis au levain est de ce fait plus bas que celui de la baguette de pain courante (65 au lieu de 78).

Tous les pains ont la même composition nutritionnelle

✓ Oui et **✗ Non** Tous les pains sont des sources de glucides (amidon : entre 50 et 55 g/100 g) et de protéines (7 à 10 g/100 g) mais leur composition varie selon le degré de raffinage. Plus les farines sont complètes, plus elles sont riches en fibres[4], en minéraux et en vitamines.

Différents pains – Valeur nutritionnelle moyenne (pour 100 g)

Produit	Kcal	Protéines	Glucides	Lipides	Fibres
Pain courant français	238	7,4	49,3	1	2,6
Baguette courante	255	9,5	53,9	0,3	3,8
Baguette de tradition	253	9,2	53,5	0,4	3,3
Baguette aux céréales et graines	264	9,8	47,4	3,9	4,9
Pain de seigle	240	8,3	49,4	1	7,7

4 Attention, ces fibres peuvent être irritantes pour certains intestins délicats, et « piéger » en outre le calcium en provenance d'autres aliments et ainsi empêcher son assimilation.

Pain complet	233	9,7	46,7	0,8	8,8
Pain de campagne	244	9,2	49,9	0,8	3,8
Pain au levain	257	9,2	53,1	0,9	3,3
Pain de mie complet emballé	225-259	10-12	41-46	2,3-3	6
Pain de mie	271-300	6,2-8	40,4-53,6	2,8-12,6	2,5-3
Pain au son	228	9,6	44,4	1,2	7,4
Pain grillé	299	10,1	59,2	2,5	2,5
Biscottes	392	10	78,5	4,3	4

Sources diverses : CIQUAL-AFSSA 2008, *Médecine et Nutrition* 2008-vol 44-n° 2-JM Bourre et coll. et étiquetage

Le pain provoque des ballonnements

✓ Oui Le pain peut provoquer des ballonnements, surtout s'il est riche en fibres, favorisant alors des fermentations intestinales. D'où l'intérêt d'alterner différentes sortes de pain, baguette habituelle ou de tradition, pain aux céréales, pain complet par exemple et de s'habituer ainsi progressivement à un apport accru de fibres.

À noter : il est nécessaire de bien mastiquer le pain. Quand il est rassis ou grillé, on le mastique davantage, la digestion est alors plus facile.

Le gluten du pain est toxique pour la muqueuse intestinale

✗ Non Chez le sujet en bonne santé, le gluten du pain n'est pas toxique pour la muqueuse intestinale. En revanche, en cas d'intolérance au gluten ou maladie cœliaque, l'ingestion de gluten (fraction de protéine : gliadine) entraîne une réaction immunitaire anormale dans l'intestin grêle, et provoque des troubles intestinaux sévères. Outre les malaises digestifs, d'autres symptômes d'intensité variable peuvent se manifester. Un régime sans gluten est alors indispensable : pas de blé (y compris froment, épeautre, kamut), ni d'orge (hordéine), ni de seigle (sécaline) ni même d'avoine, qui peuvent être remplacés par du riz, du tapioca, de la farine de maïs ou de quinoa, de la fécule de pommes de terre ou d'arrow-root dépourvues de gluten… Il existe dans le commerce différents produits sans gluten y compris des biscuits.

Les céréales

Blé

Le blé cuit est moins nourrissant que les pâtes

✗ Non Le blé cuit (140 à 175 kcalories/100 g, environ trois cuillerées à soupe), sous forme de grains ou de semoule type couscous (175 kcalories/100 g) ou de boulgour a une composition proche de celle des pâtes (116 kcalories/100 g) ou du riz cuit (130 kcalories). C'est donc un aliment riche en amidon et, de ce fait, nourrissant.

Pâtes

Les pâtes sont meilleures pour la santé lorsqu'elles sont cuites al dente

✗ Non Selon les derniers travaux (Pr Jennie Brand-Miller et Pr Gérard Slama), la cuisson ne modifie pas la vitesse de digestion des pâtes. Celles-ci sont fabriquées avec de la semoule de blé dur riche en protéines, ce qui ralentit heureusement la vitesse de digestion et donc leur assimilation (IG modéré : macaroni cuits, 47, spaghetti, 38). Plus les pâtes sont « épaisses », plus leur digestion est lente. Et, bien sûr, encore plus lorsqu'elles sont assaisonnées avec beurre et gruyère râpé. Aussi, mangez-les cuites comme il vous plaira !

Quinoa

Le quinoa peut remplacer la viande

Oui Mais, de temps en temps, à condition de le mélanger avec des céréales ou des légumes secs. En effet, le quinoa (graine venue des Andes de la famille des chénopodiacées) contient des protéines, environ deux fois plus que les pâtes ou le riz. Il a une teneur élevée en lysine, un acide aminé indispensable souvent manquant dans les produits céréaliers comme le blé et le maïs. Le quinoa contient aussi deux acides aminés soufrés, la méthionine et de la cystine, ce qui permet de complémenter les légumineuses, qui en sont pauvres. Ainsi leur association améliore considérablement la valeur biologique de ces protéines à condition qu'elles soient consommées au même repas. Mais le must est encore détenu par les protéines animales qui contiennent les acides aminés indispensables.

À noter : le quinoa est sans gluten et intéressant pour les gens qui souffrent de la maladie cœliaque à condition que le produit acheté soit certifié sans gluten (des traces d'autres céréales pouvant exister lors des manipulations ou de la mouture).

Riz

Le riz est moins calorique que les pâtes

Non Le riz cuit a une valeur nutritionnelle comparable à celle des pâtes cuites (130 contre 116 kcalories), il est seulement plus rapidement digéré, **surtout s'il est précuit.** Son index glycémique (IG) est alors plus élevé (87 versus 45 pour les pâtes en moyenne). Il faut en tenir compte dans la composition du repas en y adjoignant des protéines et des fibres par exemple.

Autres produits céréaliers

Biscottes

Les biscottes sont moins caloriques que le pain

✗ Non Au contraire, les biscottes sont en fait des tranches de pain séchées auxquelles on peut, selon la recette, ajouter matières grasses et sucre. Elles sont plus caloriques que le pain. Plus elles sont croustillantes (petits pains grillés par exemple), plus elles contiennent du gras : la teneur en gras peut ainsi varier de 3 à 8 g environ pour 100 g. Rappelons que certains pains suédois apportent 7 à 11 % de lipides ! Il faut donc bien lire les étiquettes avant de les acheter. Attention à la publicité !

Biscuits

Les biscuits sont trop gras, trop sucrés et font grossir

✓ Oui et **✗ Non** Globalement, plus les biscuits sont de composition simple, moins ils sont gras (vive le biscuit à la cuillère de notre enfance, 3 g/100 g ou le « petit-beurre » : 13,1 g de lipides/100 g). S'ils sont fourrés au chocolat ou au praliné noisette ou à base de pâte feuilletée, ils peuvent être très gras avec par exemple 25,3 g de lipides pour les brownies et 25,9 g pour les cookies, ou encore 35,1 g/100 g pour les palmiers ! La valeur nutritionnelle des biscuits se situe généralement dans une moyenne allant de 400 à 500 kcalories/100 g. Mais le « bon vieux » goûter pain et chocolat est une bonne alternative : 1/4 de baguette et 30 g (3 carrés) de chocolat = 10 à 12 g de lipides.

Céréales

Les céréales pour le petit déjeuner sont trop sucrées

✔ Oui **et** **✘ Non** Cela dépend desquelles, plus elles sont « nature », moins elles sont sucrées. Et d'ailleurs trop sucrées par rapport à quoi ? Si l'on compare ces céréales avec ce qu'on avale le matin, du pain avec beurre ou confiture, on arrive à ce résultat : à titre d'exemple, les apports en sucres d'une portion de 30 g de céréales pour le petit déjeuner (comme des pétales de maïs glacés au sucre) avec 125 ml de lait sont comparables à ceux de 50 g de pain avec 30 g de confiture (une cuillerée à soupe).

Cependant, il est préférable de choisir des variétés à base de céréales complètes, riches en fibres, minéraux et vitamines, en privilégiant les moins grasses (moins de 5 g de lipides/100 g) et les moins sucrées (moins de 15-20 g de sucres simples/100 g). Les Muesli par exemple sont généralement les variétés les plus grasses. Une fois encore, il faut bien lire les étiquettes. Cependant, ces dernières donnent généralement l'exemple d'une portion type de 30 g de céréales accompagnée de 125 ml de lait demi-écrémé. En pratique, ces portions varient souvent entre 40 et 60 g ! Parfois plus, auxquelles, bien sûr, il faut ajouter du lait (entre 150 et 200 ml environ).

La prudence s'impose donc en cas de surpoids chez l'enfant ou l'adolescent.

Petit déjeuner – Valeur nutritionnelle moyenne des céréales pour 100 g							
Produits	**Kcalories**	**Protéines (g)**	**Glucides (g)**	**dont sucres**	**Lipides (g)**	**Fibres (g)**	**Sodium (g)**
Flocons d'avoine	360	11,5	63	2	7	7,5	traces
Pétales de maïs	367	7,6	82,3	8,1	0,8	13,5	0,82
Mueslis traditionnels	355	9,3	67,4	19,8	5,3	7,8	0,32
Mueslis croustillants	441	8,1	63,4	27,4	17,2	6,5	0,25
Céréales ligne et forme	377	11,9	74	22,6	3,7	4	0,71
Céréales riches en fibres : 6 à 12 %	375	9,2	64,6	19,7	8,9	8,6	0,27
Céréales riches en fibres : 13 à 26 %	320	10	65,5	22,6	4	13,8	0,54
Céréales au son de blé à plus de 27 % de fibres	280	14	48	17	3,5	27	0,9
Céréales chocolatées	378	7,2	79,6	35,3	3,5	4,1	0,32
Céréales au miel, au caramel	378	6,1	85	38,3	1,5	2,4	0,24
Céréales fourrées au chocolat	432	8	68,4	32	14	3,5	0,36

Sources : CIQUAL-AFSSA 2008 et moyenne des céréales du marché

Petit déjeuner – Quelques exemples exprimés en portions de 50 g						
Portion de 50 g	**Kcalories**	**Protéines (g)**	**Glucides (g)**	**dont sucres**	**Lipides (g)**	**Fibres (g)**
Kellogg's Corn Flakes	186	3,5	42	4	0,45	1,5
All-Bran Fibre Plus	140	7	24	8,5	1,75	13,5
Spécial K Fruits rouges	187	7	38	11,5	0,75	1,5
Frosties	185	2,2	43,5	18,5	0,3	1
Rice Krispies	190	3	43,5	5	0,05	1
Trésor chocolat-noisettes	220	4	33	15	8	2
Nestlé Chocapic	191	4,2	38,1	18,5	2,4	2,15
Nestlé Nesquik	190	3,6	39,5	17,5	1,9	2,6
Nestlé Fitness	180	4	39,3	8,6	0,7	2,1
Nestlé Fitness & Fruits	176	3	38,7	17,6	1,05	2,4
Nestlé Cluster chocolat	193	4,3	36,2	14,6	3,4	3,5
Nestlé Golden Grahams	186	3,3	39,8	14,9	1,5	2,6
Monoprix Pépites croustillantes Fruits rouges	222	4,4	32,5	12,5	7,5	3,7
Leader Price Muesli croustillant aux 6 fruits	218	3,4	32,9	14,3	8,1	3,2

Sources : étiquetage

Croissants

Le croissant au beurre est meilleur pour la santé que le croissant ordinaire

✗ **Non** En fait, le croissant au beurre est un peu plus gras que le croissant ordinaire, cela ne le rend pas meilleur pour la santé ! Parmi les viennoiseries, c'est le pain aux raisins qui est le moins gras, le plus gras étant le croissant aux amandes. Le pain d'épices pauvre en lipides est une alternative intéressante. Les viennoiseries sont plutôt à réserver pour un petit déjeuner familial le week-end. Il existe sur le marché de plus en plus de miniviennoiseries d'environ 30 g.

De toute façon, la seule vérité en ce domaine est de varier les apports aux petits déjeuners. Vous avez le choix mais n'oubliez surtout pas le pain !

Petit déjeuner – Teneur moyenne en graisses en g pour 100 g	
Pain d'épices	1,8
Pain aux raisins	11,8
Brioche artisanale	12,8
Brioche préemballée	14
Pain viennois	15,20
Pain au chocolat feuilleté artisanal	19,7
Pain au lait artisanal	19,9
Chausson aux pommes	23,4
Croissant ordinaire artisanal	22,3
Croissant au beurre artisanal	26,9
Croissant artisanal aux amandes	29,1

Sources : CIQUAL-AFSSA 2008

À noter : un pain au raisin ou un chausson pèsent, par exemple, deux fois plus lourd qu'un croissant.

Tubercules (pomme de terre, patate douce, manioc...)

Patate douce

Les patates douces sont comme les pommes de terre

✗ Non Moins qu'on ne le croit : d'abord les patates douces cuites sont légèrement moins caloriques que les pommes de terre cuites : 70 au lieu de 80 kcalories/100 g. Elles contiennent par contre environ 7 g de sucres et seulement 6 g d'amidon/100 g. Elles sont riches en bêta-carotène (10 476 microgrammes/100 g) précurseur de la vitamine A et contiennent de la vitamine C (16,2 mg/100 g) au moins autant que leur alter ego.

Pomme de terre

Les pommes de terre font grossir

✗ Non Les pommes de terre nature n'apportent que 80 kcalories/100 g (deux pommes de terre de la taille d'un œuf). Tout dépend donc de l'assaisonnement plus ou moins gras qui modifie sa valeur énergétique. À titre de comparaison, une pomme « fruit » de 150 g est aussi énergétique que 100 g de pommes de terre, seuls diffèrent la nature des glucides, l'apport en fibres, en minéraux et en vitamines.

Les pommes de terre n'ont pas la même valeur nutritive selon leur préparation

✓ Oui C'est vrai, le meilleur mode de cuisson des pommes de terre est la cuisson vapeur ou en robe des champs qui préserve le mieux les minéraux et les vitamines. La purée maison ou en flocons préparée avec du lait demi-écrémé et une noisette de beurre est un bon compromis : 2 à 4 g de gras/100 g.

Les frites contiennent jusqu'à 15 g/100 g. Les pommes de terre dauphine sont grasses : un peu plus de 19 g/100 g et les chips, quant à elles, détiennent la palme (de 27 à 41 g de lipides/100 g).

Pommes de terre – Teneur moyenne en matières grasses pour 100 g	
Mode de cuisson	**Teneur en lipides**
Pommes de terre à l'eau	0
Pommes de terre au four	0,1
Pommes de terre en purée	2 à 6
Pommes de terre boulangère	4,7
Pommes de terre sautées	6,2
Pommes de terre frites	15
Pommes de terre frites (au four)	6,7
Pommes de terre dauphine	19
Pommes de terre chips	27 à 41

Les pommes de terre ne contiennent pas de vitamines

✓ Si Les pommes de terre nouvelles contiennent de la vitamine C, environ 125 mg/100 g, juste après la récolte. Mais ce taux baisse à 25 mg après deux semaines et 12 mg après six mois.

Avec 200 g de pommes de terre cuites, on obtient quand même (et c'est intéressant en hiver où les sources de vitamine C sont plus rares, moins de légumes et fruits) 25 mg de vitamine C, soit près du quart des besoins quotidiens d'un adulte (110 mg : ANC AFSSA).

ANC = Apports Nutritionnels Conseillés

Tapioca

Le tapioca n'est plus à la mode !

✔ Oui C'est vrai et pourtant la fécule du manioc est un aliment dépourvu de gluten qui est épaississant et ne contient aucune graisse. Il est riche en glucides et digéré très rapidement ce qui peut être utile chez les personnes au système digestif fragile. Cependant, il doit être utilisé avec précaution chez les obèses et les diabétiques en raison de son Index Glycémique élevé.

Légumes secs

LES LÉGUMES SECS ONT MAUVAISE RÉPUTATION, ils font grossir, leurs protéines sont de mauvaise qualité !..., c'est une vilaine querelle qui leur est faite, car leur valeur énergétique lorsqu'ils sont cuits est comparable à celle des pommes de terre cuites : 99 kcalories en moyenne pour 100 g contre 80 kcalories. Les légumes secs sont pauvres en graisses, ce qui est, de nos jours, un grand avantage. Ils sont riches en protéines (lysine notamment) mais déficitaires, il est vrai, en acides aminés soufrés (méthionine). Il faut donc les compléter par des protéines issues des céréales, riches en méthionine et pauvres en lysine. Ce type d'association s'est fait instinctivement dans des pays où la viande n'était pas facile à trouver (association pois chiche et couscous au Maghreb, ou encore haricots rouges et maïs en Amérique du Sud). On peut aussi faire des mélanges avec des protéines animales (lentilles et viande de porc par exemple...).

Haricots blancs

Les haricots blancs provoquent des ballonnements

✓ **Oui** Ces ballonnements éventuels sont attribués à la production de gaz durant la fermentation des fibres par les bactéries de la flore intestinale car les haricots blancs contiennent beaucoup de fibres (6,3 g/100 g). Le même problème existe pour les haricots rouges (7,8 g/100 g et les flageolets 7,2 g/100 g). On peut recommander de procéder soit à un trempage de quelques heures des haricots secs, éventuellement dans une eau bicarbonatée, soit à une précuisson suivie d'une cuisson dans une deuxième eau.

Lentilles

Les lentilles sont riches en fer

✓ **Oui** Les lentilles sont riches en fer (3 mg/100 g de lentilles cuites), mais **ce fer n'est pas bien assimilé.**

Le fer existe sous deux formes principales :

- le fer héminique, présent dans les aliments de source animale. Il est absorbé environ à 25 % dans l'intestin.
- le fer non héminique (présent dans les aliments d'origine végétale) lui, est moins bien absorbé dans l'intestin (autour de 5 %).

Les légumes secs (lentilles notamment, haricots blancs, pois chiches, fèves) contiennent du fer non héminique dit « végétal ».

De toute façon, l'absorption du fer varie selon la nature du repas et notamment en raison de facteurs qui « activent » son absorption (présence concomitante de vitamine C : agrumes, jus de citron…) et de facteurs qui l'inhibent (phytates, sels d'acide phytique) présents dans les légumes secs, tanins du thé ou du café.

Les lentilles sont interdites aux diabétiques

✗ Non Les lentilles, comme les autres légumes secs, peuvent être consommées par les diabétiques car leur Index Glycémique (IG) est bas (30 en moyenne). De ce fait, elles élèvent peu la glycémie. Il est vrai que leur teneur en protéines (8,2 g/100 g de lentilles cuites) et en fibres (5 g/100 g) accentue non seulement cet effet, mais aussi la satiété.

Pois cassés

Les pois secs sont difficiles à digérer

✓ Oui Les légumes secs et notamment les pois cassés ou les pois chiches ont une teneur élevée en fibres (près de 6 g/100 g) pouvant entraîner des troubles digestifs chez certaines personnes. Il suffit alors de commencer par de petites quantités, de bien les mâcher ou de les réduire en purée ou de les consommer dans un potage.

Les Produits Laitiers

DEPUIS DES MILLÉNAIRES – et la domestication des mammifères – le lait animal a accompagné l'humanité. Mais à l'orée du XXIe siècle, il paraît poser bien des problèmes. En tout cas, les polémiques se multiplient à son sujet.

On peut se passer du lait et des produits laitiers pour couvrir ses besoins en calcium

On entend souvent que les besoins en produits laitiers/en calcium sont surestimés en Occident : les femmes japonaises, chinoises ou africaines par exemple n'en consomment pas et ont très peu d'ostéoporose. À la question de savoir si on peut se passer du lait et des produits laitiers pour couvrir ses besoins en calcium, on peut répondre : ✓ **Oui**

C'est un oui, mais... Le lait et les produits laitiers ne sont pas indispensables pour assurer les ANC (apports nutritionnels conseillés) en calcium, mais le choix des autres produits riches en calcium et la composition du menu quotidien ne seront pas simples. Les ANC ont été établis et justifiés par les meilleurs spécialistes dans l'ouvrage *Apports nutritionnels conseillés pour la population française* publié en 2001. Les scientifiques proposent 900 mg de calcium par jour pour un adulte et 1 200 mg par jour pour les adolescents, les femmes de plus de 50 ans et les personnes âgées. Ces données correspondent à peu près à ce qui est préconisé dans les autres pays d'Europe et d'Amérique du nord.

Quand on étudie des rations alimentaires, la part non lactée du calcium journalier représente entre 400 et 450 mg soit moins de la moitié des besoins. Il manquerait donc entre 450 et 800 mg de calcium soit environ 2 à 4 portions de produits laitiers.

On peut compenser en utilisant des aliments ou des boissons, ou bien des compléments alimentaires ou médicamenteux : eaux minérales riches en calcium, jus de fruits enrichis en calcium, fruits secs (noix et amandes 100 à 250 mg pour 100 g, figues sèches 160 mg aux 100 g), petits poissons avec arêtes (sardines, anchois frais 200 mg aux 100 g), des crustacés (crabes, crevettes), des mollusques qui contiennent tous en moyenne 100 mg de calcium aux 100 g.

Et les autres sources de calcium ?
Les légumineuses, les sardines et le saumon en conserve, les amandes et certains légumes verts (brocoli, chou vert, épinards et autres) sont aussi des sources de calcium. Mais mieux vaut compter sur ces bons aliments pour *compléter* et non *remplacer* l'apport en calcium par les produits laitiers. En effet, c'est dans ceux-ci que le calcium est le plus concentré et le plus facile à assimiler par l'organisme. Sans eux, il est difficile de combler nos besoins.

Ce type de « régime », sans produits laitiers, s'il est faisable, n'est pas très digeste à la longue et peut entraîner des troubles du transit.

Passé 20 ans, on n'a plus besoin de consommer des produits laitiers !

X Non **Mille fois !** On sait qu'au-delà des 20 premières années, le capital calcique ne peut plus augmenter ; et même qu'il ne fera que baisser avec l'âge, si vous ne consommez pas assez de calcium et si l'apport en vitamine D quotidien n'est pas suffisant. C'est le cas chez les adeptes de régimes déséquilibrés, les anorexiques ou dans certaines situations de précarité. Un effort permanent est alors à fournir tout au long de la vie. Particulièrement chez les femmes dont les os se déminéralisent au rythme de 2 à 3 % par an à partir de la ménopause.

Les fractures du col du fémur, du poignet et les tassements vertébraux sont fréquents chez les personnes âgées. Responsable : l'ostéoporose, le fait de ne pas avoir constitué un capital calcique suffisant pendant les 20 premières années de sa vie. Heureusement, si nous ne pouvons pas toujours enrayer ce phénomène, nous pouvons le réduire en continuant de consommer au moins 3 produits laitiers par jour et en ayant une pratique sportive en plein air suffisante (vitamine D).

À noter :

- **Les personnes âgées devraient recevoir au moins une dose concentrée de vitamine D pendant l'hiver. (en parler à son médecin).**
- **La génétique joue un grand rôle dans l'ostéoporose. Il existe des familles à risque et d'autres pas.**
- **L'activité physique permet une meilleure fixation du calcium sur l'os.**

Le calcium fait grossir

X Non On n'a pas noté de relation entre prise de poids et apport de calcium total ou laitier.

C'est connu, le calcium contribue à la croissance et au développement d'os et de dents solides et, plus tard dans la vie, à la prévention de l'ostéoporose. Le calcium ne joue probablement pas de rôle dans la prise de poids, mais ce que l'on sait moins, c'est qu'il serait aussi un précieux allié dans la lutte contre l'obésité. Les travaux sur le sujet se multiplient. Et les résultats semblent concorder : une consommation suffisante de calcium facilite l'atteinte et le maintien d'un « poids santé ». En effet, les personnes qui consomment moins de calcium présentent un pourcentage de graisse et un indice de masse corporelle (IMC) significativement plus élevés que celles dont l'apport en calcium est supérieur. À l'inverse, plus l'apport en calcium augmente, plus le poids corporel et la quantité de graisse diminuent. Quelques données intéressantes à ce sujet :

Dans des études américaines récentes, les chercheurs ont observé que plus la consommation de calcium et de produits laitiers était élevée, plus le poids des enfants était faible. De son côté, à Hawaii, l'équipe du Dr Rachel Novotny a remarqué qu'un apport quotidien d'une portion de produits laitiers (environ 300 mg de calcium) était associé à un poids corporel moindre de 600 g chez 323 filles de 9 à 14 ans.

Au cours d'une autre étude où 34 sujets ont réduit leur apport énergétique de 500 calories, ceux qui consommaient chaque jour 1 100 mg de calcium (l'équivalent de 3 produits laitiers) ont perdu en moyenne 6 kg en 12 semaines et notamment 81 % de graisse abdominale de plus que ceux qui prenaient 500 mg de calcium.

On pense que le calcium des produits laitiers agirait à l'intérieur des cellules adipeuses, leur permettant de brûler plus de graisse tout en réduisant la formation de nouveau gras. Cela favoriserait l'obtention d'un poids santé et une prise de poids moindre avec le temps. Le calcium laitier serait particulièrement efficace dans la région du ventre, où se loge le gras le plus dangereux pour le système cardio-vasculaire.

Les chercheurs ont remarqué par ailleurs, que le calcium provenant des produits laitiers était plus efficace pour abaisser le poids corporel que celui des suppléments à base de calcium. On croit que d'autres composés présents dans les produits laitiers, comme la vitamine D ou l'acide linoléique conjugué (appelé CLA), contribueraient à cet effet. Autre avantage : le lait, le yogourt et le fromage fournissent d'importantes quantités de protéines, de phosphore, qui entrent dans la composition osseuse, en plus du lactose et de la vitamine D, qui aident à absorber le calcium.

Apport en calcium		
Âge	**Apport calcique conseillé par jour**	**Nombre de portions de laitages conseillées par jour**
1 à 3 ans	500 mg/jour	2
4 à 9 ans	800 mg/jour	2 à 3
9 à 18 ans	1 200 mg/jour	3 à 4
19 à 55 ans	900 mg/jour	3
55 ans et +	1 200 mg/jour	3 à 4

Sources : ANC 2001

À noter : une portion de produits laitiers, c'est un bol (250 ml) de lait, un à deux yaourts, environ 40 g de fromage ou 250 g de fromage blanc frais. Chacune apporte grosso modo 300 milligrammes de calcium.

Inutile polémique

À une époque où « l'épidémie » d'obésité se propage, la problématique et la polémique récente sur les produits laitiers méritent d'être analysées et approfondies. Ces derniers ont ainsi pu être suspectés de faire prendre du poids, en raison de leur contenu en graisses. Des études récentes montrent qu'au contraire la consommation de produits laitiers est associée à une diminution de la masse grasse. Cet effet passe par le calcium, mais il existe une supériorité des produits laitiers par rapport à la simple supplémentation calcique. D'autres études sont nécessaires pour mieux comprendre cet effet spécifique. Cependant, l'ensemble de ces recherches permet de conforter les recommandations du PNNS, soit une consommation de 3 produits laitiers par jour.

Les produits laitiers allégés en matières grasses n'ont pas d'intérêt

✓ Oui **et** **✗ Non** Consommer un yaourt nature à 0 % de matière grasse n'a pas un grand intérêt : on gagne quelques grammes de lipides mais il faut prendre en compte l'ensemble des aliments du repas ou de la journée. L'expérience montre qu'on peut perdre du poids tout en gardant des yaourts au lait entier, au bifidus ou pas. En ce qui concerne les yaourts à 0 % aux fruits, ceux-ci présentent quand même l'avantage d'être moins riches en sucres que les yaourts aux fruits habituels. Le problème n'est pas tout à fait le même pour les fromages blancs : 100 g de fromage blanc à 40 % de matière grasse, tel que servi en général dans les restaurants et self-services d'entreprise apportent autant de matières grasses qu'une portion (35 g) de fromage type camembert soit 8 g. On peut donc opter pour un allégé.

À noter : la législation actuelle[5] impose aux fabricants d'indiquer le taux de matière grasse dans le produit fini et non plus par rapport à l'extrait sec. Ainsi un fromage blanc étiqueté à 40 % de matière grasse et contenant environ 80 % d'eau, n'en contient en réalité que 8 %. Cette mention n'est toutefois pas exigée lorsque le produit comporte un étiquetage nutritionnel incluant l'indication de la teneur en lipides pour 100 grammes.

Le lait et les produits laitiers peuvent être impliqués dans le développement des cancers

✗ Non C'est une idée fausse véhiculée par quelques gourous pseudo-scientifiques, voire dangereuse, et particulièrement importante à battre en brèche. Elle peut en effet conduire certains consommateurs à abandonner la prise de sources majeures de calcium, nutriment essentiel intervenant, entre autres, dans la minéralisation

5 Décret n° 2007-628 paru au JO du 29 avril 2007 (article 12B)

osseuse. On ne peut en aucun cas mettre en accusation le lait et les produits laitiers en termes de risque de cancer. D'ailleurs, le PNNS (Programme National Nutrition Santé) recommande de consommer 3 produits laitiers par jour !

Le lait et les laitages sont impliqués dans le développement de certaines maladies telles que les otites et les rhumatismes

✗ Non Cette idée est hélas véhiculée par certains ostéopathes et/ou homéopathes mais à ce jour, **aucune étude scientifique** ne prouve que le lait ou les produits laitiers soient impliqués dans le développement de maladies telles que les otites ou les rhumatismes.

L'origine de l'otite est dans la plupart des cas virale ou peut provenir d'un problème mécanique (obstruction de la trompe d'Eustache). L'exclusion ou la réintroduction d'aliments tels que produits laitiers, viandes, céréales… en aveugle chez les personnes atteintes de rhumatismes ne permet pas d'identifier d'aliment déclenchant ou aggravant.

Le lait et les produits laitiers : un poison ?

Que l'on soit parfois confronté à des patients un peu obsessionnels, ayant des a priori alimentaires, cela n'est pas nouveau mais que certains praticiens, dans le milieu médical et paramédical, n'hésitent pas à préconiser la suppression des produits laitiers, du pain et d'autres aliments basiques, comme s'ils étaient « mauvais », cela est quelque peu perturbant pour les patients. Ces thérapeutes sont des sortes de militants d'une logique à tendance « végétarienne ». Ce discours radical, extrémiste, fait peur.

On doit supprimer les produits laitiers dans les intolérances au lactose

✗ **Non** **C'est faux.** Selon le degré de tolérance de chaque personne, il est possible de consommer certains produits laitiers. De nombreuses personnes souffrant d'intolérance au lactose (sucre du lait) peuvent quand même manger du fromage et des yaourts. Le fromage est dépourvu de lactose et le yaourt (notamment au lait entier) passe très bien. Il existe aussi du lait à teneur réduite en lactose.

50 % des Français digèrent mal le lait pur

L'intolérance au lactose, contrairement à l'allergie, n'est pas une réaction immunologique. Elle est due à un déficit en un enzyme, appelé lactase, qui permet de digérer le lactose du lait. L'activité lactasique intestinale dépend des individus et diminue avec l'âge, sauf chez les consommateurs réguliers de produits laitiers. On pense qu'environ 50 % des Français auraient un déficit en lactase et auraient du mal à digérer le lait pur (sauf en petite quantité).

Par contre, le lait dans les préparations ou sous forme de yaourt serait bien toléré.

Lait

Il y a autant de calcium dans le lait entier, demi-écrémé et écrémé

✓ Oui Le calcium est lié aux protéines et le fait d'enlever des graisses ne modifie en rien la teneur en calcium du lait. En moyenne, un verre de lait de 200 ml apporte 230 mg de calcium.

Le lait est gras

✓ Oui et **✗ Non** Le lait entier apporte environ 3,5 g de matières grasses pour 100 ml, soit 35 g de graisses pour un litre de lait. Le lait écrémé est dépourvu de matières grasses et le demi-écrémé apporte environ 1,7 g de lipides pour 100 ml soit 17 g pour un litre.

Le lait est un aliment complet

✗ Non Même si le petit enfant ne consomme que lui, il est dépourvu de fibres, de fer, de vitamine C.

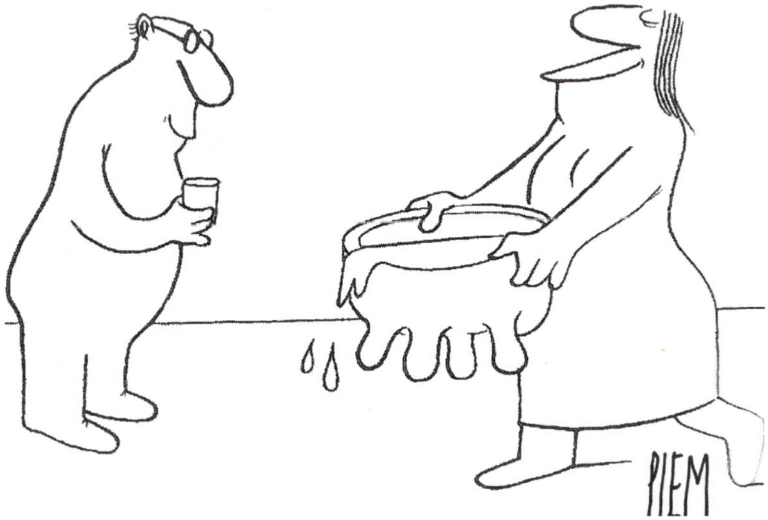

Le lait écrémé (0 % de matière grasse) peut être consommé à volonté

Non Oh que non. Le lait 0 % est débarrassé de ses graisses mais contient du sucre, le lactose, à raison de 5 % s'il est sous forme liquide et de 50 % s'il est sous forme de poudre. 20 g de poudre apporteront donc 10 g de glucides soit l'équivalent de 2 morceaux de sucre. Le sucre du lait est un sucre rapide qui favorise les sécrétions d'insuline. Attention donc au lait, même écrémé 0 % ! la réponse à cette question est la même que pour les deux questions suivantes, dans le même registre :

Le lait écrémé ne contient pas de « sucre »

Oui Le lactose du lait est un sucre rapide qui fait sécréter de l'insuline. Qu'il soit entier ou écrémé, le lait apporte environ 5 % de glucides soit 10 g de sucre pour un verre de lait de 200 ml.

Le lait en poudre écrémé ne fait pas grossir

Non Il faut prévenir les grosses consommatrices de café au lait que le fait d'ajouter de la poudre, même avec un « 0 % » en gros caractères n'est pas sans risque pour leur poids ou leur diabète éventuel. En effet, son sucre (lactose) peut provoquer des flèches d'hyperglycémie, s'il est pris isolément, en dehors des repas.

Le lait chaud aide à s'endormir

Oui **Surtout** s'il est sucré. On met cela sur le compte d'un acide aminé, le tryptophane, qui permet un meilleur passage de la sérotonine au niveau du cerveau.

La sérotonine est aussi appelée « hormone de bien-être ». On remarque chez des gens en bonne santé qu'une augmentation de la sérotonine les rend somnolents et lents. Le fait de sucrer le lait avec du sucre ou du miel fait augmenter la glycémie et provoque une sécrétion d'insuline. Un des effets indirects est que le tryptophane est alors plus facilement acheminé au cerveau. De plus, le miel (ce qui n'est pas le cas du sucre raffiné) accélère la transformation du tryptophane en mélatonine, l'hormone qui règle notre cycle de sommeil. Il faudra bien se brosser les dents ensuite car le sucre peut provoquer des caries dentaires.

À noter : dans la caséine du lait, un peptide (morceau de protéine) joue un rôle antistress, c'est le lactium. Cet hydrolysat de protéine possède des propriétés relaxantes.

Le lait de chèvre est meilleur que le lait de vache

✓ Oui et ✗ Non Cela dépend ce que l'on entend par « meilleur ». S'agit-il du goût ou de la santé ?

Le lait de chèvre est moins connu et moins utilisé que le lait de vache et pourtant il a des qualités nutritionnelles intéressantes et mériterait d'être plus souvent consommé.

Au niveau des nutriments, il n'y a pas beaucoup de différences, en tout cas pas dans la teneur en protéines, calcium et lactose. La composition du lait de chèvre est proche de son homologue bovin, notamment du point de vue de la quantité de protéines, de lipides et de glucides. La différence entre le lait de chèvre et le lait de vache se fait au niveau de la teneur en micronutriments. Le premier contient plus de vitamine A (près du double), quatre fois plus de vitamine D, davantage de vitamine C, B2, B9 et B12. Il apporte de surcroît un peu plus de calcium et de phosphore et ses teneurs en potassium et magnésium sont sensiblement plus élevées.

Le lait de chèvre a, en outre, les qualités nutritionnelles proches du lait de femme. Il peut être dans certains cas conseillé aux enfants qui ne tolèrent pas le lait de vache et qui présentent une allergie aux protéines de ce dernier.

À noter : dans le cas d'enfants intolérants, la substitution doit toujours faire l'objet d'une prescription médicale.

Plus digeste ?

Le lait de chèvre est légèrement plus digeste que le lait de vache. Cette propriété est liée à sa forte teneur en acides gras à chaîne courte qui entraîne une bonne digestibilité. Même si dans les deux cas, les acides gras saturés prédominent, suivis par les acides gras mono-insaturés et une petite proportion d'acides gras polyinsaturés, la différence principale se trouve dans la longueur des chaînes des acides gras, avec une concentration deux fois plus importante d'acide caprique. Ces acides gras sont plus facilement absorbés et plus digestibles. Les globules gras du lait de chèvre sont en général plus petits que ceux du lait de vache (même homogénéisé). Ils sont mieux et plus rapidement dégradés et digérés par les enzymes lipolytiques.

Le lait de soja peut remplacer le lait

✗ Non Les « jus végétaux » (soja, amande, châtaigne…) sont souvent qualifiés de laits sans aucune légitimité (interdit par la législation). Seuls les laits provenant d'animaux (vache, chèvre, brebis) ont droit à cette appellation ; d'ailleurs, le plus connu de ces jus : le tonyu issu de soja n'a pas les mêmes propriétés que le lait de vache ou de brebis et en particulier très peu de calcium (sauf lorsqu'il est enrichi).

Le jus de soja contient des protéines végétales, des graisses en majorité insaturées et pas de cholestérol. Enfin, il est une source de phytœstrogènes (ou isoflavones) – 18 à 47 mg par litre – utiles contre les troubles de la ménopause mais contre-indiqués chez les nourrissons jusqu'à trois ans et de toute façon chez les garçons.

« Laits » de soja et de vache pasteurisés demi-écrémés Valeur nutritionnelle moyenne					
pour 100 ml	**Kcalories**	**Protéines**	**Glucides**	**Lipides**	**Calcium**
« Lait » de soja	39	3,7 g	1,4 g	2,1 g	0,8 à 139 mg
Lait de vache	46	3,2 g	4,6 g	1,6 g	118 mg

Sources : CIQUAL-AFSSA 2008

À noter : pour les nourrissons et les jeunes enfants de moins de trois ans, les jus de soja ne sont pas adaptés à leurs besoins nutritionnels. Selon l'Agence Française de Sécurité Sanitaire des Aliments (AFSSA) et la Société Française de Pédiatrie, ils sont même tout à fait contre-indiqués. Quant aux préparations infantiles à base de protéines de soja (PPS), elles sont désormais déconseillées au moins jusqu'à 6 mois, si l'enfant est à risque allergique, car le soja lui-même peut être responsable d'allergies. Rapport AFSSA du 3 mars 2005 sur les phytœstrogènes qui suscite toujours la polémique, car le sujet est loin d'être épuisé !

Les Fromages

Les fromages contiennent des acides gras « trans »

✓ **Oui** Mais **très peu** et ces derniers, d'origine naturelle, ne sont pas dangereux pour la santé. Les produits laitiers, dont le fromage, contiennent naturellement de petites quantités de gras trans, soit environ de 2 % à 5 % de leur contenu total en gras. Le système digestif des animaux ruminants contient des bactéries capables de produire ce type de gras, en fonction de l'alimentation de l'animal (herbe etc.).

Une portion de fromage de 40 g en apporte très peu quand on compare à certains repas de fast-food. Le fromage peut faire partie d'une alimentation équilibrée. Selon l'OMS, la quantité totale de gras trans consommée chaque jour devrait être inférieure à 1 % de l'apport calorique quotidien. Ainsi, une personne qui consomme environ 2 000 calories par jour devrait limiter sa consommation de gras trans à 2 g par jour.

Les trans naturels et technologiques

Si les AGT (acides gras trans) naturels ne semblent pas générer le moindre risque, d'autres peuvent jouer un effet négatif sur le cholestérol sanguin, avec une diminution du « bon » cholestérol (HDL) et une augmentation du « mauvais » cholestérol (LDL). En France, selon l'AFSSA, les niveaux d'apport ont baissé depuis 2005 et sont sous le seuil des 2 % de l'apport calorique total (AET) quels que soit l'âge et le sexe. Pendant longtemps, l'industrie des corps gras, pour des raisons de texture ou pour répondre à des exigences de formulation, a eu recours à différentes technologies dont l'hydrogénation catalytique partielle. Ce procédé générait des acides gras trans. On les retrouvait dans la biscuiterie (biscuits chocolatés), la viennoiserie et la fabrication de barres chocolatées. **Les AGT industriels ont pratiquement disparu de nos assiettes.**

Sources : AFSSA avis du 20 février 2009

Il n'y a pas de différences nutritionnelles entre un fromage au lait de vache, au lait de chèvre ou au lait de brebis

✓ **Oui** Seul le goût change selon l'origine de l'animal. Certains homéopathes et ostéopathes préconisent l'interdiction pure et simple des produits à base de lait de vache pour privilégier les produits à base de lait de chèvre et de brebis (par ailleurs excellents !) mais sans grande raison scientifique semble-t-il. Seule différence, comme on l'a vu plus haut au sujet du lait, la présence d'acides gras saturés à chaîne courte permet une meilleure digestibilité et une moindre incidence sur le taux de lipides sanguins en cas de maladie métabolique.

Bleus

Les fromages bleus permettent une meilleure cicatrisation

✓ **Oui** Comme beaucoup de fromages. Le bleu de ces fromages est lié à la présence de moisissures qui sont des pénicillium (roqueforti, glaucum…) à l'origine de leur goût si particulier que nous envient les Américains. Le fromage est avant tout une **fermentation** du lait activée par des **bactéries lactiques**. Il contient des vitamines A, B2, B5 et B12, de même que des minéraux, dont le phosphore et le calcium. Il a été démontré que les produits laitiers fermentés (donc le fromage) peuvent avoir des propriétés immunostimulantes. Les bactéries lactiques colonisent aussi l'intestin et y exercent une action protectrice. Les fromages bleus (Bleu de Bresse, Bleu d'Auvergne, des Causses, de Bresse…) contiennent de la vitamine B5 (appelée aussi acide pantothénique). Cette dernière joue un rôle dans différents métabolismes (glucides, lipides, acides aminés), elle favorise ainsi l'activité cellulaire (en particulier au niveau de la peau, des cheveux et des muqueuses) et la cicatrisation (lors de brûlures, d'escarres, d'ulcères variqueux…).

La vitamine B5 est présente dans presque tous les aliments d'origine végétale ou animale, surtout les levures, mais une petite portion de 30 g de bleu contient 600 à 750 microgrammes de cette vitamine.

À noter : autrefois, à l'époque où l'on n'avait pas de médicaments, les paysans de certaines régions soignaient leurs plaies en y étalant des moisissures de fromage ! La pénicilline naturelle agissait et aidait à la cicatrisation. Aujourd'hui il vaut quand même mieux manger le fromage.

Fromage – Teneur en vitamine B5 pour 100 g	
Fromages	**Vitamine B5 (en mg)**
Fourme d'Ambert	2
Bleu au lait de vache	2
Bleu d'Auvergne	2
Gorgonzola	2
Bleu de Bresse	0,49
Roquefort	0,4
Morbier	0,3
Mont Salvat	2

Sources : CIQUAL-AFSSA 2008

Camembert

Le camembert est un fromage gras

✗ Non Pas plus que d'autres fromages. Le camembert est un fromage affiné à pâte molle. La teneur en lipides varie selon les fabrications :

Camembert – Valeur nutritionnelle				
Pour une portion de 40 g	**Kcalories**	**Protéines**	**Glucides**	**Lipides**
Camembert 45 % MG	113	8,5 g	0	8,3 g
Camembert 50 % MG au lait cru fermier	126	8,2 g	0	10,3 g
Camembert 60 % MG au lait cru fermier	146	6,8 g	0	13,2 g
Camembert de campagne	107	8,8 g	0	8 g

Sources : CIQUAL-AFSSA 2008

Le camembert allégé est réellement moins gras

Oui La différence de teneur en lipides est assez importante et dans certains cas, le camembert allégé peut être une option intéressante dans un régime, d'autant que la qualité organoleptique de ces produits s'est améliorée. Exemples :

Camembert – Quelques exemples				
Pour une portion de 40 g	**Kcalories**	**Protéines**	**Glucides**	**Lipides**
Camembert Cœur de Lion	106	8,4 g	0,2 g	8 g
Camembert Cœur de Lion - allégé	84	9,4 g	0,2 g	5 g
Camembert Cœur de lion - le crémerin	120	7,8 g	0,3 g	9,2 g
Camembert Président	109	8,4 g	0	8,4 g
Camembert Président - allégé	79	9,8 g	0,2 g	4,4 g

Sources : *Le petit livre de la minceur*, 2009

À noter : les produits allégés ont le mérite d'exister mais ne sont aucunement indispensables dans un régime bien conduit. Mieux vaut parfois diminuer les quantités de fromage quand on est amateur et/ou gros consommateur. Le piège de ces produits est qu'on est tenté d'en manger plus (cela donne bonne conscience mais ruine les efforts.)

Gruyère

Le gruyère ne fait pas grossir

Si Contrairement à ce que l'on pense souvent, le gruyère est un fromage gras. La législation qui indique 40 à 45 % de matière grasse pour 100 g de fromage est exprimée en matière sèche, c'est-à-dire au fromage privé de son eau.

Le gruyère contient environ 28 à 34,5 g de lipides/100 g, car il contient peu d'eau. Il est donc à poids égal et à pourcentage similaire, plus riche en graisses que d'autres fromages comme le brie ou le camembert dont la teneur en eau est plus importante.

Gruyère – Valeur nutritionnelle pour 100 g					
Kcalories	**Protides**	**Glucides**	**Lipides**	**Calcium**	**Cholestérol**
430	29,8 g	0,2 g	34,5 g	1 036 mg	104 mg

Sources : CIQUAL-AFFSA 2008

Teneur en matière grasse des fromages et produits laitiers : un vrai cirque !

Jusqu'à présent, la loi imposait aux fabricants d'indiquer sur les emballages la teneur en matière grasse calculée sur l'extrait sec (ce qui reste du fromage quand l'eau est enlevée), ainsi un fromage blanc à 40 % de matière grasse contenait 8 g de lipides pour 100 g et un fromage type gruyère affiché à 45 % de matière grasse en apportait 28 à 30 pour 100 g consommés. Il y a quelques années, le Fjord affichait 10 % de matière grasse et apportait plus de lipides qu'un fromage blanc à 40 % (il avait suffi de faire disparaître le mot fromage blanc de l'emballage). Les revues de consommateurs ont dénoncé ces pratiques.

La loi a changé il y a peu de temps* et le camembert anciennement affiché à 45 % se retrouve à 21 % ! Pour l'instant, les 2 systèmes cohabitent et on espère que le consommateur pourra s'y retrouver et y voir plus clair.

*Décret n° 2007-628 paru au JO du 29 avril 2007 (article 12B)

Yaourt

Le yaourt est décalcifiant

✗ Non On entend parfois cette réflexion totalement infondée. Le yaourt apporte, au contraire, une quantité importante de calcium (160 à 216 mg de calcium pour un pot de 125 g). De plus, la transformation partielle du lactose en acide lactique améliore la biodisponibilité du calcium en le solubilisant, ce qui contribue à favoriser son absorption intestinale.

Manger un yaourt aux fruits équivaut à consommer un fruit

✗ Non C'est faux et archifaux ! Beaucoup de consommateurs pensent que le yaourt aux fruits se substitue à un yaourt + un fruit ! Il n'en est rien, un fruit va apporter des fibres, des flavonoïdes, des minéraux et des vitamines et, même s'il n'apporte pas toujours beaucoup de calcium, sa consommation est indispensable. Le boum des produits laitiers de ces 3 dernières décennies a fait que la consommation de fruits au dessert a fortement baissé, les consommateurs prenant un laitage à la place d'un fruit. En effet, quand la consommation d'un aliment augmente, cela se fait toujours au détriment d'un autre. Enfants et « adulescents » – souvent partisans du moindre effort – répugnent à éplucher les fruits, un opercule étant plus facile à soulever, d'où le grand succès des compotes et des produits laitiers frais.

Les yaourts à 0 % de matière grasse ne font pas grossir

? Pas sûr On ne peut pas en manger à volonté. Les yaourts à 0 % de matière grasse apportent environ 6,5 g de glucides pour un pot de 125 g s'ils sont nature et environ 9 à 10 g de glucides s'ils sont aux fruits (soit l'équivalent de 2 morceaux de sucre n° 4, notre sucre de table). Il ne faut donc pas en abuser.

Certains patients les consomment par 2 ! C'est un peu le piège de ces produits allégés, on pense (à tort) que leur consommation fait maigrir. Le 0 % donne bonne conscience.

Il faut signaler cependant que les industriels ont fait de gros efforts : les yaourts 0 % aux fruits sont moins glucidiques qu'auparavant : ces produits contenaient, en effet, du lait en poudre, ce qui augmentait le côté « crémeux » de leur texture mais aussi leur teneur en sucre (le lait en poudre contient en effet 50 % de lactose).

En outre, on trouve maintenant sur le marché des yaourts à 0 % de gras et 0 % de sucre ajouté, ce qui en fait l'intérêt nutritionnel. Leur goût est généralement très réussi.

À noter : un yaourt habituel nature non sucré est également un très bon choix.

Au supermarché... rayon laitage					
Laitage à l'unité (125 g)	**Kcalories**	**Protéines**	**Glucides**	**Lipides**	**Calcium**
Panier 0 % Yoplait – cerise	60	4,1 g	11 g	0,1 g	150 mg
Sveltesse Nestlé – ferme et fondant – Panaché Citron, Coco, Fraise des Bois, Vanille	49	5,5 g	6,6 g	traces	170 mg
Sveltesse Nestlé ferme et fondant – Saveur Coco	49	5,5 g	6,6 g	traces	170 mg
Finesse Monoprix – fruits	64	5 g	10,9 g	0	nc
Taillefine 0 % MG 0 % sucres ajoutés – aux fruits	61	5,7 g	9,2 g	0,1 g	197 mg
Activia 0 % MG 0 % sucres ajoutés – mangue	65	6 g	9,9 g	0,1 g	209 mg
Activia 0 % MG 0 % sucres ajoutés – cerise	69	6,1 g	10,8 g	0,1 g	211 mg
Yoghourt Danone Nature	66	4,9 g	8,9 g	1,2 g	162 mg
Sveltesse Nature Ferme et fondant	46	5,6 g	5,9 g	traces	155 mg

Sources : étiquetage

Les Viandes

L'HOMO SAPIENS ÉTAIT OMNIVORE. Nous le sommes aussi, étant ses descendants directs. Nous pouvons cependant nous passer de viande. Mais pas aussi facilement que le pensent les végétariens : en raison certes de l'excellence des protéines animales, mais aussi et surtout du fer dont notre organisme a tant besoin. Décidément, Popeye s'est doublement trompé !

Le fer contenu dans la viande est très assimilable

✓ Oui Le fer d'origine héminique (d'origine animale) est le plus assimilable : 20 à 25 % peuvent être absorbés au niveau intestinal alors que pour le fer non héminique (végétaux), l'absorption est infiniment plus réduite : 5 % environ. Et ce, parce que la membrane cellulosique des végétaux empêche le passage du fer.

Le fer est vital pour notre organisme. Il est présent dans le sang, c'est lui qui constitue le noyau central de la molécule d'hémoglobine, protéine essentielle des globules rouges. C'est l'hémoglobine qui véhicule l'oxygène de nos poumons à nos tissus, à nos muscles. Si nous en sommes privés, nous perdons toutes nos forces. La carence en fer est un des troubles les plus répandus : elle concerne 10 à 20 % de la population mondiale, touche surtout les pays en voie de développement où c'est la première cause d'anémie. Cependant, nos pays n'en sont pas exempts.

Des enquêtes épidémiologiques ont montré la fréquence des carences martiales (carence en fer), surtout chez les femmes en âge de procréer (pertes liées aux règles). Ce phénomène est paradoxal étant donné l'opulence de notre alimentation. En règle générale, les apports doivent compenser les pertes, c'est ce que l'on appelle la balance en fer. Quand la balance est négative, les réserves diminuent; quand elles sont épuisées, on assiste à une altération de la synthèse de l'hémoglobine et à une diminution des enzymes riches en fer.

Le fer est indispensable à la vie mais il n'est présent dans l'organisme qu'en quantité très faible : le corps d'un adulte renferme environ 4 g de fer soit 0,005 % de son poids en moyenne dont :

- 2 300 mg dans les globules rouges,
- 1 000 mg dans les réserves (moelle osseuse et foie),
- 500 mg dans les tissus.

L'originalité du fer, c'est qu'il fonctionne en circuit fermé. Celui qui a pénétré dans l'organisme y reste. Au fur et à mesure que les globules rouges sont détruits, le fer qu'ils contiennent est en majeure partie récupéré. Il est stocké dans la rate, la moelle osseuse et le foie. Voilà pourquoi les foies d'animaux (veau, génisse, agneau, volailles...) sont si riches en fer.

Assimilation du fer : accélérateurs et freins

Il existe des **accélérateurs** qui facilitent le passage du fer de l'alimentation au niveau de l'intestin :

- la vitamine C (acide ascorbique)
- Un jus d'orange ou de citron (sur les légumes) par exemple lors d'un repas peut multiplier par 3 ou 5 l'absorption du fer dans un repas.
- les protéines animales

Si le repas comporte de la viande ou du poisson, le taux d'absorption est multiplié par 2 ou 3. Les produits d'origine animale, en dehors du fait que leur fer est très disponible, augmentent l'absorption du fer non héminique.

Il existe aussi des **freins** importants :

- le thé : c'est un puissant inhibiteur. Il contient des tanins qui bloquent son absorption dans l'intestin selon un mécanisme fort complexe. Mais leurs effets varient selon plusieurs paramètres : si le thé est bu au cours d'un repas « végétarien », il inhibe l'absorption du fer. S'il est bu au cours d'un repas mixte (avec viande ou poisson), il ne présente pas cet inconvénient. Les sujets à risques de déficience (végétariens, enfants, adolescents, femmes en âge de procréer…) devront, par prudence, choisir d'attendre 1 à 2 heures après la fin du repas avant de boire une tasse de thé.
- le café : il a un effet inhibiteur aussi, mais moins puissant que le thé. Les polyphénols sont mis en cause.

Dans les pays où le thé et le café sont toujours servis au repas principal, on améliorerait la disponibilité du fer en les consommant en dehors de celui-ci

Parmi les autres substances ayant un effet inhibiteur, on peut citer l'ovalbumine du blanc d'œuf, les protéines de soja, le son de blé et les fibres qui, en accélérant le transit, diminuent de fait l'absorption du fer, mais en moindre proportion.

Toutes les espèces de viande contiennent la même quantité de fer

Non Bien que toutes les viandes aient un coefficient d'absorption du fer particulièrement élevé comme on l'a vu, la teneur en fer varie significativement selon les différentes espèces de viandes. Parmi les produits carnés, se distinguent pour leur teneur en fer élevée, le boudin noir (28 mg/100 g), les abats (foie, cœur, rognons) (5 à 14 mg/100 g) et les viandes rouges (bœuf, agneau, cheval) (3 à 5 mg/100 g). C'est d'ailleurs le fer contenu dans les viandes rouges qui leur confère leur couleur caractéristique. Les viandes blanches contiennent moins de fer (1 à 2 mg/100 g).

Viandes – Teneur en fer	
Aliment	**Teneur en fer en mg/100 g**
Boudin noir	28
Viande de pigeon rôti	20
Foie d'agneau	14
Foie de volaille cuit	10,4
Foie de génisse cuit	7,7
Cœur de bœuf cuit	7,3
Rognon de veau cuit	5
Magret de canard	4,8
Bœuf	3,5 à 4,3
Pâté de foie de porc	3,2
Agneau	2 à 5
Cheval	2 à 5
Canard rôti	2,7
Confit de canard	2,4
Andouillette poêlée	2,3

Sources : CIQUAL-AFSSA 2008

Il est préférable de consommer de la viande saignante plutôt que bien cuite pour avoir plus de fer

Non C'est pratiquement la même chose. On associe à tort la couleur rouge du sang avec la force. Consommer de la viande saignante (peu cuite) ou bien cuite est avant tout une affaire de goût et non pas « une affaire » de fer. La cuisson permet en effet l'expression de la flaveur des viandes, en altérant peu la teneur en fer.

À noter : les conditions de cuisson, la température et la durée modifient l'expression de la saveur d'une viande, et ce d'autant plus qu'il existe différentes techniques de cuisson de celle-ci : les grillées, les poêlées, les rôties, les braisées, les sautées, le bouilli…

La viande rouge saignante est meilleure pour la santé que la viande trop cuite

Non La valeur nutritive ne change pas avec la cuisson. Au contraire, celle-ci permet d'éliminer les toxines et les microbes qui peuvent s'y trouver. La cuisson influe **très peu** sur la teneur en macronutriments (protéines, lipides) des viandes. La quantité de protéines est, en effet, la même que la viande soit « bleue » ou archicuite ! La viande blanche a la même valeur protidique que la viande rouge, que ce soit du pot-au-feu ou du rumsteck. Seuls changent le prix, et la teneur en graisses.

Cependant, certains micronutriments, comme les vitamines, sont sensibles à la chaleur et leur teneur peut être réduite lorsqu'elles sont soumises à des cuissons longues ou en présence d'eau (braisé, bouilli). Sur le plan hygiène sanitaire, la cuisson permet la destruction des micro-organismes (bactéries, parasites) : un passage, même bref, sur un gril ou dans une poêle brûlante suffit à détruire la majorité des micro-organismes qui pourraient être présents à la surface des viandes.

À noter :

- Il est recommandé aux femmes enceintes non immunisées contre la toxoplasmose de ne consommer que de la viande bien cuite.
- La viande de porc se consomme bien cuite (et à feu doux) et cette habitude ancestrale répondait à une précaution d'hygiène, permettant de détruire les parasites – par ailleurs maintenant éradiqués – et les bactéries nocives.
- Il faut souligner que de grandes précautions sont prises en France concernant l'hygiène depuis l'abattage jusqu'à la vente et les soins apportés à l'éradication des parasites.

La viande grillée ne fait pas grossir

✓ **Oui** Quand on a peur de grossir, on doit surtout choisir des viandes maigres et éliminer le gras visible des viandes. La majorité des morceaux, notamment de bœuf, de veau, de porc, de cheval et les abats (sauf la langue), sont peu gras. Ils contiennent en moyenne moins de 6 % de lipides, juste la quantité requise pour donner saveur et fondant.

Mais certaines personnes consomment de très grosses portions de viande, 200 à 250 g par repas, et souvent plus dans certains « steak house ». Dans ce cas, il est indispensable de réduire les quantités car il suffit de 150 g environ de viande ou d'équivalent par jour pour avoir une alimentation équilibrée. Ce serait pour autant une erreur d'exclure la viande qui apporte à l'organisme des éléments essentiels, en particulier des protéines de très bonne valeur biologique, du fer bien absorbé, du zinc… Par ailleurs les protéines de la viande ont un pouvoir satiétogène important ce qui est intéressant quand on surveille son poids.

L'entrecôte grillée apporte, si elle est cuite sans matières grasses, 22 % de protéines et 11,5 % de lipides en moyenne ; ce qui donne pour un morceau de 140 g : 123 calories protidiques et 145 calories lipidiques. Il y a donc plus de calories « graisseuses » que de calories protidiques ! Or, il est rare que le morceau présenté fasse

100 grammes ! Des restaurants parisiens proposent même dans leur publicité des morceaux de 500 g pour une personne (quand on sait que la côte de bœuf contient 21 g de lipides aux 100 g et qu'elle est souvent garnie de frites...).

Il existe dans le bœuf des morceaux maigres (steak, bavette, rumsteck, macreuse, gîte, paleron) et des morceaux plus gras (entrecôte, plat de côte, côte de bœuf). Ce qui va être important en dehors du type de morceau, c'est la quantité de viande consommée et la façon de la cuire.

La quantité de viande rouge consommée en une semaine est à surveiller encore qu'elle puisse être présente dans l'alimentation au moins 2 à 3 fois. Évidemment, elle ne représente pas la panacée pour le candidat au régime qui devra lui préférer viandes blanches, volailles ou poissons quand cela est possible, la teneur en graisses de ces aliments étant en général plus faible.

J'ai du « cholestérol », puis-je continuer à consommer de la viande ?

✓ **Oui** Beaucoup de facteurs entrent en jeu dans la diététique du cholestérol. Le cholestérol alimentaire (exogène) doit être limité à **300 mg** par jour environ. L'apport d'un morceau de viande est, à ce titre, variable et compris entre 45 mg et 80 mg pour le bœuf. Toutefois, le contenu en cholestérol des aliments est moins préoccupant que leur contenu en acides gras saturés qui influence nettement plus le niveau du cholestérol sanguin. Le cholestérol est surtout concentré dans les **abats** (la cervelle, le foie et les rognons), ceux-ci seront à limiter ou à supprimer.

En pratique, les morceaux de viande à privilégier sont ceux sans gras visible, c'est-à-dire ceux qui ne sont ni lardés, ni persillés ou ceux dont les parties grasses peuvent être facilement enlevées.

Le mode de cuisson sera adapté, en limitant l'ajout de graisses de cuisson et les matières grasses végétales seront préférées quand elles sont nécessaires.

Viande – Teneur moyenne en cholestérol en mg/100 g	
Langue	140 à 150
Cœur	150 à 180
Ris de veau	150 à 350
Foie	150 à 350
Rognons	400 à 500
Tripes	500
Cervelle	2 000 à 2 200
Charcuteries	150
Pâtés	150
Saucisses	150
Veau	66 à 80
Mouton	70
Lapin	58
Porc	62 à 75
bœuf	45 à 80
Poulet	81 à 85
Taureau	70
Saucisson à l'ail	100

Sources : CIQUAL-AFSSA 2008

Inutile de manger de la viande au dîner, c'est trop riche

✗ Non C'est une erreur bien souvent retrouvée dans les interrogatoires alimentaires. Les autres variantes sont « à mon âge, ce n'est pas la peine de manger de la viande le soir… » ou bien « manger de la viande le soir excite… ». Au contraire, un apport de protéines sous forme de viande le soir (ou de poisson, ou d'œuf…) permet d'avoir des acides aminés essentiels (notamment du tryptophane) et d'être plus calme. De plus, les protéines ont un pouvoir satiétogène important. Il est raisonnable de manger léger le soir si on a bien mangé le matin et le midi, on digérera mieux, on dormira mieux si le repas est pauvre en graisses. Cela n'exclut pas la présence de la viande (ou d'un autre apport protéiné) si on privilégie les morceaux maigres et si on fait attention aux quantités.

C'est la suppression d'un aliment ou d'un groupe d'aliments qui déséquilibre les régimes. Il n'y a aucune raison de supprimer la viande du repas du soir : c'est, on l'a vu, un produit de haute qualité nutritionnelle. La diversité de ses morceaux et de ses préparations culinaires permet la variété, indispensable à l'équilibre alimentaire : son apport énergétique modéré en témoigne, comme ses abondantes protéines, qui associées à d'autres nutriments comme les glucides du dîner, limitent les envies intempestives de grignoter pendant la soirée télé !

Autre argument de poids : la masse grasse a également tendance à augmenter chez des personnes ayant suivi des régimes trop pauvres en protéines, trop restrictifs (et sans activité physique parallèle) : un kilo perdu dans de mauvaises conditions correspond à 500 g de graisse et 500 g de muscle. Si l'individu regrossit, il reprend 100 g de masse musculaire et 900 g de masse grasse ! Les exemples de régimes « mange muscle » type soupe aux choux ne manquent pas. On voit là tout l'intérêt de suivre un régime bien conduit et d'avoir une activité physique régulière.

Le barbecue est cancérigène

✔ **Oui** S'il s'agit d'un barbecue classique avec la graisse de la viande qui tombe sur les braises. Des composés cancérigènes (hydrocarbones polycycliques) se forment. On pense que ces derniers favorisent le développement du cancer car elles endommagent l'ADN. Tout le monde apprécie un bon barbecue l'été mais la répétition de ce type de cuisine n'est pas souhaitable. Il faut préférer les grils verticaux (où le gras coule dans une gouttière) ou la cuisson à la « plancha ». Toutes les viandes ont tendance à présenter moins de risques dès lors qu'elles ont été marinées, cuites longtemps, à feu doux (braisées, bouillies) et ne sont pas grillées directement au feu de bois ou soumises à forte température (barbecue, rôtissoire, ou poêle). La cuisson au micro-ondes, à l'eau bouillante, en ragoût ou pochée en génère moins.

L'entrecôte grillée du self-service est mieux pour le régime que le bœuf braisé en sauce

✗ Non C'est même l'inverse. Le bœuf braisé nécessite des morceaux moins nobles, dit de 3e catégorie, morceaux qui demandent à cuire longtemps et que l'on ne peut pas consommer tels quels. En général, on utilise du gîte, de la macreuse, de la joue de bœuf, du paleron, morceaux qui sont moins gras que l'entrecôte (à l'exception du plat de côtes).

Ne vous privez donc pas de ces plats à la cantine, à la limite, demandez « sans sauce » !

À noter : dans une sauce, on ne retrouve que ce qu'on y a mis et il est possible de faire des sauces délicieuses sans mettre trop de matières grasses et sans ajout de farine.

Morceaux de viande de bœuf
Valeur nutritionnelle pour 100 g

Morceau	Kcalories	Protéines	Glucides	Lipides
Entrecôte	192	22 g	0	11,5 g
Macreuse	224	34 g	0	10 g
Paleron	210	34 g	0	8,2 g
Collier	184	33 g	0	5,8 g
Jarret	161	31 g	0	4,1 g
Steak	157	28 g	0	5 g
Rosbeef	157	28 g	0	5 g

Sources : Centre d'Information des Viandes (CIV)

La viande rouge est cancérigène

En excès ✓ Oui La sonnette d'alarme a été tirée à cet effet en France et dans le monde : attention aux consommations excessives (au-delà de 500 g par semaine). D'ailleurs, le CIV relaie cette information des experts internationaux de Santé Publique, tout en précisant que les Français sont encore bien éloignés de la barre ainsi fixée. En effet, selon une étude du CREDOC de 2007, ils n'en consommeraient que 322 g par semaine. Cela dit, le cancer est plurifactoriel et les facteurs nutritionnels comptent beaucoup (jusqu'à 30 % des facteurs de risque dans certains cancers) ; à côté de cela, la génétique et l'environnement jouent un rôle important. Il faut donc regarder l'alimentation d'un individu dans sa globalité plutôt que de jeter l'anathème sur un aliment.

Mais, au demeurant, nul ne peut nier l'intérêt nutritionnel de la viande rouge qui, en France, regroupe les viandes de bœuf, d'agneau et de cheval.

La viande de cheval est bonne contre l'anémie

✓ Oui La viande de cheval a les mêmes qualités que la viande de bœuf pour lutter contre l'anémie et l'assimilation de son fer héminique est la même. Le steak haché de cheval apporte 3,9 mg de fer/100 g en moyenne contre 2,4 mg pour le steak haché de bœuf.

Avis aux viandards

Surfant sur les récents travaux du Fonds Mondial de la Recherche contre le Cancer, l'Institut National du Cancer a fait état de conclusions qui font froid dans le dos : l'incidence du cancer colorectal serait augmentée de 29 % chez les gros consommateurs de viande rouge ! Doit-on s'en affoler ? Nous nous bornerons à conseiller aux consommateurs de conserver leurs habitudes (raisonnables, bien sûr) en mangeant de la viande rouge deux à trois fois par semaine. Pas plus de 500 g au total, ce qui, à ce rythme, fait déjà de beaux steaks ! Mais nous insisterons surtout sur cette vérité capitale : la composition – le « menu » – des repas joue un rôle important dans la prévention des cancers comme de bien d'autres maladies. Les fibres protègent (on l'a vu plus haut), les vitamines antioxydantes aussi. D'où l'intérêt de consommer légumes et fruits régulièrement. Une alimentation riche en fruits, légumes, céréales, pas trop « hyperprotéinée » sera alcalinisante et plutôt protectrice alors qu'une alimentation trop riche en protéines, en graisses saturées, pauvre en fibres sera acidifiante et plutôt « à risques ».

Chers viandards, accompagnez toujours de légumes votre steak (mais pas de frites s'il vous plaît).

Porc

Le porc est une viande grasse

✓ Oui **et** **✗ Non** Comme pour le bœuf, il existe dans le porc des morceaux maigres et des morceaux gras. Du fait d'un changement d'alimentation des animaux, depuis plus de 30 ans, la viande de porc est beaucoup moins grasse qu'avant. Les lipides du porc sont majoritairement rassemblés sous la peau, en couches adipeuses plus ou moins épaisses. La majeure partie du gras du porc s'enlève comme une pelure de banane. Pour disposer d'une viande de porc maigre, parfaitement digeste et peu calorique, il suffit donc de choisir un morceau sans graisse de couverture et/ou de retirer les morceaux de gras visibles.

Morceaux de porc – Valeur nutritionnelle pour 100 g (poids net)				
Morceau	**Kcalories**	**Protéines**	**Glucides**	**Lipides**
Carré	330	15 g	0	30 g
Côtelette grillée	247	28 g	0	15 g
Filet mignon	138	25 g	0	4,2 g
Lard frais	575	9 g	0	60 g
Lard fumé	670	10 g	0	70 g
Palette	300	17 g	0	25 g
Pied	342	17 g	1 g	30 g
Poitrine	300	15 g	0	27 g
Rôti « qualité supérieure » Fleury Michon	136	22 g	1 g	5 g
Rôti dans le filet	158	28,8 g	0	4,8 g
Rôti dans l'échine	243	27 g	0	15 g
Roulade	275	14 g	3 g	23 g
Travers braisé	389	29 g	0	30,3 g

Sources : CIV

Ainsi, le filet mignon rôti est un mets très diététique puisqu'il n'affiche que 4,2 % de lipides.

Les morceaux du porc qui sont maigres sont : le jambon, le filet (filet mignon, rôti dans le filet, côte dans le filet), le jarret, la rouelle, le jambonneau (si on ne mange pas la couenne).

Volaille

La viande de volaille est connue pour être « maigre »

✓ **Oui** Mais il y a des morceaux gras dans la volaille. Dans un poulet par exemple, il y a des morceaux maigres (cuisse, blanc) et des morceaux gras (ailes, peau). Le sommet est atteint avec les chicken wings, les nuggets de poulet et autres cordons bleus.

Morceaux de volaille – Valeur nutritionnelle pour 100 g				
Morceau	**Kcalories**	**Protéines**	**Lipides**	**Glucides**
Viande de poule bouillie (sans peau)	229	30,4 g	11,9 g	0
Viande de poule bouillie (avec peau)	305	25,8 g	22,4 g	0
Jambon de poulet Herta	107	22 g	1,8 g	0,8 g
Rôti de poulet Herta	99	21 g	1 g	1 g
Aiguillettes de poulet Duc	111	23,8 g	1,8 g	0
Ailes de poulet (chicken wings)	214	17,7 g	16 g	0
Jambon de poulet Fleury Michon	104	21 g	1,5 g	1,5 g
Blanc de poulet	104	21 g	1,5 g	1,5 g
Cuisse de poulet rôtie – avec peau	226	26,3 g	13,5 g	0
Cuisse de poulet rôtie – sans peau	126	19,1 g	5,5 g	0

Pavé de poulet Duc (émincé de rouge)	126	19,1 g	5,5 g	0
Pilons de poulet	214	17,7 g	16 g	0
Poulet : viande et peau rôties	161	26,4 g	6,2 g	0
Nuggets de poulet Claire	191	14,4 g	7,6 g	16,2 g
Nuggets de poulet Douce France – emmenthal	279	12 g	18 g	18 g
Nuggets de poulet Douce France – nature	194	12 g	7,5 g	19 g
Nuggets de poulet Douce France – tex mex	272	11 g	16 g	19 g
Nuggets de poulet Picard	182	15,4 g	7,9 g	12,2 g
Nuggets de poulet Herta	212	14,4 g	11,2 g	14 g
Nuggets de poulet Maître Coq	207	13,4 g	7,7 g	18,9 g
Nuggets de poulet Père Dodu	248	13 g	10,3 g	21,2 g
Nuggets de poulet Mc Donald's	234	15,9 g	12,1 g	14,9 g
Chicken wings Maître Coq	306	13,4 g	18,6 g	21,3 g
Chicken wings Quick	288	27,1 g	20 g	2,1 g
Cordon bleu	234	13 g	14 g	13 g

Sources : étiquetage

À noter : la composition des nuggets et des cordons bleus ne tient pas compte de la matière grasse nécessaire à la cuisson.

Le poulet standard est différent du poulet « élevé en plein air » ou « fermier »…

✓ Oui C'est effectivement une question qu'on peut se poser. Certaines étiquettes font mention du mode d'élevage des poulets. Les dénominations utilisées sont parfois difficiles à comprendre pour le consommateur mais elles ne sont pas le fruit du hasard : des critères légaux les définissent de façon stricte.

Les poulets élevés en plein air, correspondent à des élevages où les bâtiments sont accolés à un parcours herbeux. L'animal est dehors et à l'air par rapport à un poulet élevé en batterie. Le poulet fermier, quand à lui, est élevé à l'ancienne et met beaucoup plus de temps pour se développer. Poulet fermier et poulet élevé en plein air sont plus chers à produire, ce coût se répercutant sur le prix de vente au consommateur, mais, comme on dit, « on en a pour son argent ! ». Le goût est meilleur, la chair plus ferme. Au niveau nutritionnel, les différences sont minimes mais le poulet fermier est indiscutablement plus savoureux.

Les différents poulets

Le poulet standard
Élevé à échelle industrielle (en batterie), il se développe et est bon pour l'abattage en un temps record (41 jours !), notamment grâce à un mode d'alimentation adapté.

Le poulet bio
Les poulets qui remplissent les conditions vérifiées par les instances de contrôle mandatées portent le label Bio.

L'élevage biologique oblige à utiliser des races à croissance lente et ànourrir les animaux avec 80 % minimum de produits provenant de l'agriculture biologique. Il est prévu un espace minimal de 4 m² par poulet et la durée d'élevage minimale doit être de 81 jours.

Le poulet fermier élevé en plein air
Cette appellation pose des exigences sévères. Les poulets élevés en plein air correspondent à des élevages où les bâtiments sont accolés à un parcours herbeux. L'animal est dehors et à l'air par rapport à un poulet élevé en batterie. Âge minimum pour l'abattage : 81 jours.

Le poulet label rouge

Ce label exige l'élevage fermier en plein air, l'éclairage naturel dans le poulailler où séjournent 11 poulets par m². Ils ont accès, dès la 6e semaine, à un parcours herbeux de 2 m² minimum par tête. L'abattage n'a lieu qu'après 81 à 102 jours et le mode d'alimentation est également strict (100 %, végétal avec un minimum de 80 % de céréales).

Le poulet fermier élevé en liberté

Appellation donnée aux volailles qui répondent à toutes les exigences des catégories précédentes et qui, en plus, disposent d'un espace de liberté **non limité** en plein air.

À noter : l'alimentation de l'animal influe sur la qualité de sa composition. Ainsi des poulets sont nourris avec des graines de lin et leur chair est riche en oméga-3 (logo Bleu-Blanc-Cœur : la présence de ce logo sur les produits certifie un profil nutritionnel amélioré grâce au respect des grands équilibres de la chaîne alimentaire et de la nature. En nourrissant bien les animaux, les produits ont une composition lipidique intéressante avec moins de graisses saturées, plus d'oméga-3 et un meilleur équilibre oméga-6/oméga-3).

Pourquoi élever des animaux en cage grillagée ?

Dans le tout début des années cinquante, il a fallu nourrir la population de la France d'après-guerre et l'agriculture, en particulier l'élevage, s'est fortement développé. Il existait peu d'élevages de volailles et ceux-ci étaient constitués de basses-cours réservées surtout à la consommation des agriculteurs et de leur entourage. Tout restait très artisanal et il était difficile d'avoir des œufs toute l'année et pour toute la population. La production avicole a dû s'organiser en installant des élevages plus intensifs.

L'idée des cages est apparue pour répondre à un souci sanitaire : il fallait éviter le contact de l'œuf avec le mélange sol-paille, porteur de germes pour la poule. Ce système, s'il est décrié aujourd'hui, a permis de produire des œufs de qualité, en nombre suffisant pour nourrir la population française, ce qui est encore le cas aujourd'hui.

À noter : les élevages français se situent, sur le plan sanitaire, parmi les meilleurs élevages de l'Union européenne. L'élevage des poules se réfère à la fois à la directive communautaire 98/58/CE qui encadre la protection des animaux dans les élevages et à la directive européenne 99/74/CE relative à la protection spécifique des poules pondeuses. Les élevages sont contrôlés par les vétérinaires et les agents des services d'inspection de l'État. Dans les nouveaux élevages en cage, les poules sont élevées en groupes de 20 à 60 et disposent de nids et de perchoirs. Interdire les élevages en cage comme certains le réclament serait préjudiciable, car les œufs seraient importés d'autres pays hors Union européenne, pays qui n'ont pas ni normes, ni réglementation sur l'hygiène et le bien-être de l'animal.

Abats

Foie, rognons, tripes, les abats ont beaucoup d'atouts et il est grand temps de réhabiliter ces morceaux de viande tombés un peu dans l'oubli et mal aimés malgré leurs qualités. L'épidémie de « vache folle », la peur de ne pas savoir les cuisiner, ont vraisemblablement joué un rôle dans la perte d'habitude de les consommer. Heureusement que les restaurateurs les remettent au goût du jour !

Si la consommation des abats a beaucoup décliné depuis une vingtaine d'années, ils ont longtemps été considérés comme des aliments de luxe et de haute gastronomie. Les abats ont longtemps constitué la base des repas de fête de nombreuses provinces dans des préparations telles les tripes à la mode de Caen, l'andouillette de Troyes ou le gras-double à la Lyonnaise.

Les abats sont des morceaux issus du « cinquième quartier » autrement dit, ils ne sont pas de la viande de boucherie.

Les abats ont plutôt une mauvaise image, probablement parce que certains sont riches en cholestérol et en acide urique. Mais ce n'est pas un problème pour les consommateurs qui n'ont ni cholestérol ni goutte, et ils ont de véritables qualités nutritionnelles :

- ils sont riches en protéines : 17 à 22 %
- beaucoup sont maigres : tripes (2 % de lipides), ris et foie (4 %), rognons (5 %)
- certains sont particulièrement riches en vitamines et en sels minéraux (foie, rognons)

À noter : le foie et les rognons sont des filtres. Ils peuvent donc contenir des substances dangereuses telles que des résidus d'hormones ou d'antibiotiques. Il vaut donc toujours mieux choisir des abats venant d'animaux labellisés.

Les abats contiennent beaucoup de cholestérol

✓ Oui Effectivement, ils sont riches en cholestérol. La teneur en cholestérol n'a aucun rapport avec la teneur en graisses de l'aliment, les abats en sont un bel exemple. À part la langue, ils sont peu gras.

Abats – Teneur moyenne en cholestérol en mg/100 g	
Langue	140 à 150
Cœur	150 à 180
Ris de veau	150 à 350
Foie	150 à 350
Rognons	400 à 500
Tripes	500
Cervelle	2 000 à 2 200

Sources : CIQUAL-AFSSA 2008

Foie

Le foie est riche en fer

✔ **Oui** Le foie, comme d'autres abats (cœur, rognons) est riche en fer (7 à 14 mg/100 g). Comme on l'a déjà vu, le fer héminique d'origine animale (viande, poisson, fruits de mer) est particulièrement bien absorbé par l'organisme, soit 4 à 5 fois plus que le fer non héminique présent dans les aliments d'origine végétale ou dans les œufs. L'absorption du fer varie selon la nature du repas et notamment en raison de facteurs activateurs (présence concomitante de vitamine C : agrumes, jus de citron…) et de facteurs inhibiteurs (phytates des légumes secs, tanins du thé ou du café…).

Foies	Teneur moyenne en fer (mg/100 g)
Agneau	14
Génisse	7,7
Veau	5,7
Volailles	11,6

Sources : CIQUAL-AFSSA 2008

Le foie de veau est plus riche en vitamines que les autres foies d'animaux

✘ **Non** La teneur vitaminique est aussi bonne dans le foie de veau que dans le foie de génisse. Il est vrai que le foie de veau est meilleur au goût, mais son prix n'a aussi aucune comparaison avec celui des autres !

Rognons

Les rognons sont gras

Non Les rognons font partie des viandes assez maigres, contrairement à ce que l'on pense en général. La différence « énergétique » se fera par l'ajout éventuel de matières grasses (beurre, crème fraîche etc.). Les rognons poêlés ou bien grillés, ou bien accompagnés d'une sauce moutarde sont un excellent repas de « régime ». Une portion moyenne de rognons en restaurant pèse 200 g.

Rognon braisé ou poêlé – Valeur nutritionnelle pour 100 g				
	Kcalories	Protéines	Glucides	Lipides
Rognons de veau	167	26 g	0	7 g
Rognons de bœuf	171	27 g	0	7 g
Rognons d'agneau	155	24,6 g	0	6,3 g

Sources : CIQUAL-AFSSA 2008

Tripes

Les tripes sont très caloriques

Non En effet, c'est un plat plutôt peu gras, agréable car facile à cuisiner quand on l'achète en bloc et en gelée. Il suffit de le faire réchauffer au four ou dans une casserole, et c'est prêt.

Tripes – Valeur nutritionnelle pour une portion de 200 g				
	Kcalories	Protéines	Glucides	Lipides
Tripes à la mode de Caen	192 à 238	34 à 48 g	0,6 à 2 g	5,2 à 6 g

Sources : *Le petit livre de la minceur* – 2009

Les Poissons & Produits de la mer

L'EXCELLENCE NUTRITIONNELLE DE LA PLUPART DES POISSONS fait de la pêche un véritable don du ciel. Dommage que la démographie galopante de l'humanité et l'avidité des techniques modernes de pêche vident peu à peu les océans. Car la pisciculture – pour le moment du moins – ne tient pas toutes ses promesses qualitatives. Néanmoins même un poisson d'élevage offre des macronutriments aussi bons et parfois meilleurs que la plupart des viandes.

Poisson

Le poisson est moins nutritif que la viande

✗ Non Le poisson apporte des protéines d'excellente qualité, autant que la viande (environ 20 %), des vitamines du groupe B, du sélénium, de l'iode, du phosphore et des vitamines A et D, plus que la viande. Sa teneur en graisses est plus faible en moyenne que pour les viandes. C'est important quand on veut obtenir un taux de lipides dans l'alimentation quotidienne proche des 30 % des calories ingérées. Il contient des acides gras polyinsaturés et a une action efficace dans la prévention des troubles lipidiques sanguins.

Les poissons contiennent des oméga-3

✓ Oui C'est en étudiant les populations inuites dans le grand Nord canadien, que les chercheurs ont fait un lien entre la consommation de poisson, les acides oméga-3 et la diminution des facteurs de risque des maladies cardio-vasculaires. Les acides gras oméga-3 sont des acides gras essentiels de type polyinsaturé. On les dit essentiels parce qu'ils sont nécessaires à la croissance, au développement et à la vision. Le corps humain ne produit pas d'acides gras essentiels. La seule source de ce type de gras est dans les aliments (voir chapitre corps gras).

Les acides gras oméga-3 se divisent en trois types : l'acide alphalinoléique, que l'on trouve dans certaines huiles végétales, l'acide docosahexanoïque (D.H.A.) et l'acide eicosapentaénoïque (E.P.A.). Ces deux derniers acides gras ne se retrouvant à l'état naturel que dans le poisson, on comprend l'importance de consommer régulièrement cet aliment pour la santé.

En effet, nous n'en consommons pas assez ! Il faudrait faire 2 à 4 repas « poisson » par semaine au minimum. Il est dommage qu'il soit si cher et que beaucoup de gens ne sachent pas le cuisiner ! Le surgelé peut être une bonne solution à condition de le choisir nature et de le préparer encore gelé, par exemple au four avec épices, aromates…

À noter : on trouve les oméga-3 dans les poissons gras et dans le foie des poissons maigres.

Poissons – Teneur en oméga-3

Poisson pour 100 g	Teneur en omega-3 (mg)
Maquereau frais	3 089
Maquereau au vin blanc	2 457
Saumon fumé d'élevage (moyenne)	2 282
Rouget	2 021

Sardine à l'huile (égouttée)	2 637
Truite fumée	1 997
Hareng gras	1 683
Truite d'élevage	1 718
Bar d'élevage	1 259
Bar sauvage	508

Sources : AQUIMER 2007 composition nutritionnelle des produits aquatiques

À noter : des apports en oméga-3 de 1,6 g/jour chez la femme et de 2 g/jour chez l'homme sont conseillés en France. Les enquêtes nutritionnelles montrent qu'ils sont loin d'être atteints. Le lecteur attentif remarquera que les besoins sont inférieurs pour les femmes (elles en ont sûrement moins besoin ayant un cerveau plus développé !).

Manger du poisson rend intelligent

✔ **Oui** **Peut-être.** On pense que consommer du poisson stimule l'intelligence. Pendant longtemps, on a mis les vertus neurostimulantes du poisson sur le compte de sa richesse en phosphore, mais depuis la découverte des oméga-3, on sait que c'est grâce à eux que le cerveau « phosphore ». L'iode, contenu dans les produits de la mer, joue un rôle non négligeable aussi : une carence pendant la grossesse altère la construction et donc le bon fonctionnement du cerveau de l'enfant.

Le poisson est contaminé en métaux lourds

✔ **Oui** Surtout les gros poissons, grands prédateurs des plus petits, qui vont concentrer des doses de méthyl-mercure. Les poissons les plus contaminés sont l'espadon, le marlin, le requin et le thon rouge. Leur consommation doit être limitée et l'AFSSA (Agence Française de Sécurité Sanitaire des Aliments) recommande aux femmes enceintes et aux petits enfants en bas âge de varier leur consommation. Outre le mercure, on trouve, parmi les contaminants principaux du poisson, les BPC (biphényles polychlorés). Leur utilisation est interdite depuis plusieurs années mais leur durée de vie est longue et ils sont encore présents dans notre environnement. La concentration de ces BPC est variable mais en général en deçà des limites imposées par les organismes de contrôle gouvernementaux. Les gros poissons prédateurs vivent longtemps et mangent au cours de leur vie beaucoup d'espèces aquatiques qui peuvent contenir du mercure et vont accumuler ce toxique au fil des années. Les poissons à durée de vie plus courte (saumon, sardine, maquereau), n'ont pas le temps d'accumuler les métaux lourds de façon significative et n'en contiennent que très peu.

Mais, on connaît tous à présent les effets positifs du poisson sur la santé, notamment en matière de maladies cardio-vasculaires. Les bénéfices associés à une consommation régulière de poisson sont de très loin supérieurs aux effets négatifs entraînés par les contaminants potentiels.

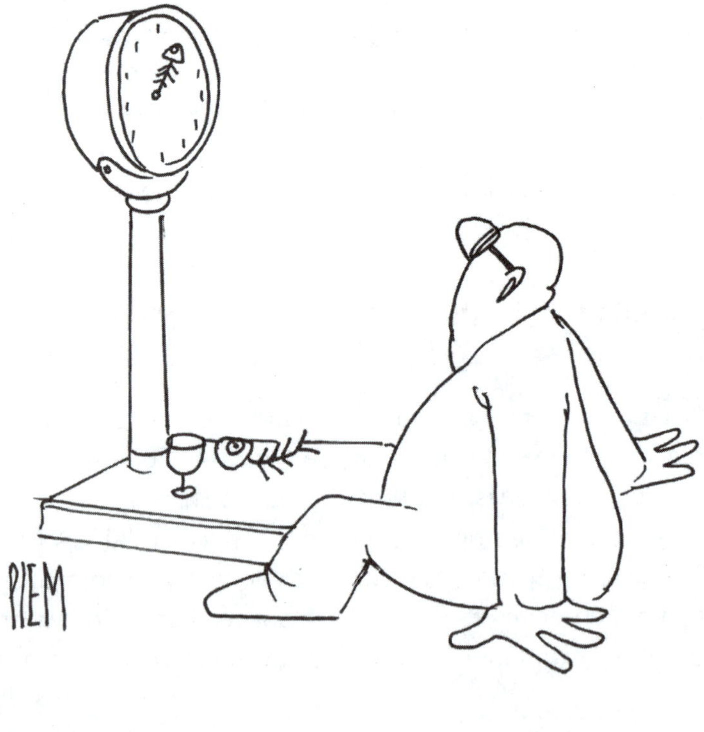

Le poisson le plus gras est toujours plus maigre que la viande la moins grasse

✗ Non Les viandes les moins grasses apportent très peu de lipides et certains poissons peuvent avoisiner les 25 % de matière grasse comme le saumon fumé d'élevage (alors qu'un saumon fumé sauvage d'Écosse ou d'Irlande n'apportera que 7 à 9 % de lipides). Certains poissons panés ou cuits meunière (filets de perche) peuvent être très gras.

Poisson – Valeur nutritionnelle pour 100 g				
Poisson	**Kcalories**	**Protéines**	**Glucides**	**Lipides**
Saumon fumé d'élevage (moyenne)	184	21,3 g	0	11 g
Saumon fumé sauvage d'Écosse (moyenne)	157	24 g	1,6 g	6,1 g
Thon au naturel égoutté conserve	117	25,6 g	0	1,6 g
Sardine grillée	163	20,4 g	0	9 g
Espadon	116	19 g	0	4,5 g
Truite d'élevage	136	19,1 g	0	6 g
Perche du Nil	81	19,1 g	0,7 g	0,3 g
Carré pané frit	232	14,8 g	15,3 g	12,2 g
Haddock fumé	101	23,5 g	0	0,8 g

Sources : CIQUAL-AFSSA 2008

Le poisson est moins gras que la viande

✓ Oui, de façon globale. Le contenu en lipides des poissons dépasse rarement 15 %, mais on fait quand même une distinction entre les **poissons maigres, semi-gras et gras**.

Les poissons gras, qui présentent plus de 6 % de lipides, surtout s'ils proviennent de pleine mer et d'eaux froides, sont les plus riches en acides gras oméga-3.

Voici quelques indications sur les teneurs en matière grasse des aliments de ce groupe :

Poissons – Teneur en matière grasse pour 100 g	
Moins de 1 g de lipides/100 g	cabillaud, églefin, lieu jaune, lieu noir, merlan, pétoncles, thon albacore, thon germon
De 1 à 6 g/100 g	bar, crevettes, dorade, flétan, huîtres, limande, merlu, moules, mulet, palourdes, raie, sole, turbot, truite grise, perche, brochet, colin, rouget
Plus de 6 g/100 g	anguille, anchois, hareng, maquereau, mulet, sardine, saumon, thon rouge, truite de mer saumonée, alose, anguille, et lamproie

Les **poissons en conserve** sont une très bonne alternative aux poissons frais ou surgelés. Il faut cependant tenir compte du fait que lorsque les poissons sont souvent conservés dans l'huile, leur apport en lipides est, de ce fait, beaucoup plus élevé. Les poissons conservés dans l'eau apportent moins de calories. On peut aussi avoir un apport en calcium intéressant en mangeant les sardines en boîte avec les arêtes.

Les **poissons séchés**, salés ou **fumés** ont une teneur en sel élevée. Les personnes qui souffrent d'hypertension artérielle ou qui suivent un régime sans sel devraient donc éviter d'en consommer. Et si vous surveillez vos calories, sachez que le saumon fumé contient un peu plus de lipides que le saumon frais, mais que tous deux restent toutefois très peu gras par rapport aux viandes grasses.

Huîtres

Les huîtres sont grasses

Non Au contraire, les huîtres apportent peu de lipides et ont une faible teneur en calories.

Huîtres – Valeur nutritionnelle				
	Kcalories	**Protéines**	**Glucides**	**Lipides**
Huîtres creuses (douzaine)	132	14,4 à 17,2 g	7,6 à 8 g	2,6 à 3,4 g

La consommation d'huîtres contribue à un régime alimentaire sain et équilibré. Comme tous les mollusques, les huîtres apportent peu de calories et de graisses saturées, tout en étant une excellente source de protéines et d'acides gras oméga-3. Tout comme le poisson, les mollusques sont bons pour la santé et apportent à l'organisme des vitamines (B12) et des minéraux essentiels (fer, zinc, cuivre et bien sûr iode). L'iode est nécessaire au bon fonctionnement de la thyroïde et des hormones de reproduction. Le zinc contribue à la stimulation des défenses immunitaires.

À noter : la consommation de mollusques crus peut causer des problèmes de santé chez les personnes immunodéficitaires. Comme pour d'autres produits crus, la prudence est de mise. Les huîtres doivent toujours être conservées au frais et crues, et être immédiatement consommées une fois ouvertes. En cas de doute, il est conseillé de gratiner l'huître avant de la consommer ou de la chauffer d'une autre manière.

Certaines personnes sont sensibles aux protéines de l'huître et peuvent par conséquent souffrir entre autres d'irritations de la peau et de nausées.

Les huîtres contiennent beaucoup de cholestérol

Oui Les huîtres comme les moules, les praires et les autres coquillages ont une teneur d'environ 50 mg/100 g soit 6 à 9 huîtres, mais elles sont peu caloriques. Leur teneur en cholestérol doit les faire consommer moins souvent chez les personnes qui ont un cholestérol élevé (une fois par quinzaine). Mais on le répétera, le cholestérol que nous ingérons par l'alimentation (cholestérol exogène) participe modérément à l'augmentation du cholestérol sanguin.

Les huîtres augmentent la libido

Une vieille légende ? Depuis des siècles, elle alimente en tout cas bien des fantasmes ! Casanova – affirme la chronique – avalait une quarantaine d'huîtres par jour. Ce qui n'empêchait nullement la même chronique de gloser sur l'impuissance du célèbre séducteur.

Jusqu'à très récemment, rien ne permettait de démontrer scientifiquement un lien de cause à effet entre l'appétissant mollusque et notre sexualité. Certes, il se disait qu'impuissance et stérilité pourraient l'une et l'autre résulter d'une carence en zinc. Or l'huître est un bon pourvoyeur de zinc : avalez-en cinq ou six et vous aurez absorbé du coup cinq fois la dose de zinc nécessaire au quotidien ! mais de là à rester accroché au septième ciel…

Et voici qu'en 2005 une équipe de chercheurs de Miami présente à l'assemblée de l'American Chemical Society à San Diego, les résultats d'une étude surfant sur les découvertes de collègues américains et italiens : les huîtres, mais aussi d'autres bivalves telles les moules et les palourdes contiennent deux acides aminés rares, stimulant la fabrication d'hormones sexuelles. La cause est dorénavant entendue, et à San Diego, les scientifiques se taillent un beau succès : non seulement les huîtres fournissent des protéines, beaucoup de zinc, peu de graisses, mais elles offrent de la dopamine, un neurotransmetteur régissant l'activité cérébrale et influant sur le désir sexuel ; avec, pour « faire bon poids », des stérols dont sont dérivées les hormones sexuelles. Casanova avait sans doute raison !... On peut répondre ✔ **Oui**, sans doute, à la question.

Saumon

Le saumon d'élevage contient des antibiotiques

✔ **Oui** Hélas ! Le saumon était encore il y a quelques années un produit de luxe, rare et cher. Puis l'élevage en fit un produit de consommation courante, accessible à tous. Mais cette « démocratisation » de consommation de saumon s'est faite au prix d'un élevage de masse : 95 % des près de 50 000 tonnes de saumon consommées annuellement en France ont grandi en fermes marines, alors même que le poisson bénéficie de l'image d'un produit naturel.

Or, il faut savoir que le saumon d'élevage est « gavé » de farine dite de poisson (où l'on trouve des dérivés de volailles...) et d'huile... de poisson sauvage assorties de vitamines de croissance et d'antibiotiques.

Le saumon est devenu le « poulet de la mer » : pour améliorer le rendement, les pisciculteurs concentrent leurs poissons comme de vulgaires poulets de batterie dans des nasses où chaque poisson dispose pour vivre de l'équivalent d'une petite baignoire... pour un poisson de haute mer, c'est peu ! Les bassins d'élevage peuvent se transformer ainsi en bouillons de culture. Pour y remédier, les pisciculteurs usent des bains de pesticides et on l'a vu, d'antibiotiques. Heureusement, certains saumons sont nourris sans antibiotiques : ils sont labellisés, label bio (AB) et label rouge.

Le saumon d'élevage est coloré artificiellement

✔ **Oui** La belle couleur rosée du saumon sauvage vient de son régime naturel et varié. Pour retrouver cette caractéristique de l'espèce, chère au consommateur, le pisciculteur industriel doit faire ingurgiter des colorants synthétiques à ses animaux que leur alimentation laisse invariablement gris terne. Des palettes de couleurs sont à la disposition des éleveurs afin de modifier la colorisation de la chair des poissons…

À noter : **le saumon est un animal d'élevage comme un autre. À ce titre, son alimentation est soumise à réglementation : sa composition, l'addition de médicaments vétérinaires, et d'autres additifs comme les colorants sont l'objet d'autorisations et de contrôles au niveau de l'Europe. Les pigments colorants sont de types caroténoïdes.**

Le saumon fumé d'élevage est beaucoup plus gras que le saumon fumé sauvage

✓ **Oui** La différence est significative : les teneurs en lipides (même si ce sont de « bonnes graisses ») varient de 7 à 9 % pour le sauvage jusqu'à 15 à 25 % pour l'élevage[6]. Le prix n'est pas le même aussi et l'un est si gras qu'on n'a pas besoin de couteau pour le découper.

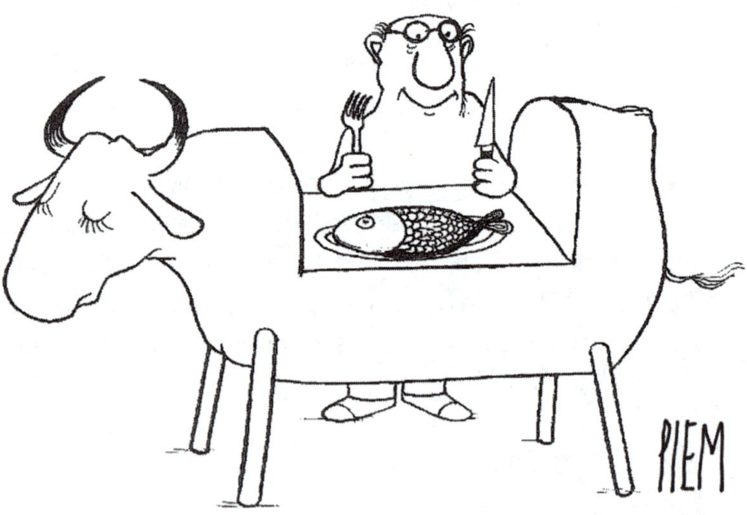

6 Il y a les amateurs de l'un comme de l'autre. Pour ceux qui souhaitent limiter leur consommation de lipides, préférer les variétés sauvages d'Écosse ou d'Irlande.

Surimi

Le surimi contient du sucre et est contre-indiqué dans les régimes

✓ Oui Le surimi contient du sucre avec une teneur en sucre variable entre 8 et 12 %, ce qui n'est pas négligeable par rapport à la viande ou au poisson.

✗ Non Il n'est pas nécessaire d'interdire ce dernier dans les régimes, on peut le garder en tant qu'ingrédient dans les salades composées ou dans le cadre d'un apéritif (ce sera toujours mieux que des biscuits salés ou des cacahuètes !). Le surimi représente la première vente de poisson en France alors que ce produit était inconnu pratiquement il y a 20 ans. C'est l'IFREMER qui a fait venir des ingénieurs japonais afin de développer ces préparations qui utilisent des petits poissons. C'est une bonne source de protéines même si le goût n'est pas toujours au rendez-vous.

Au Japon, l'éventail des préparations est très riche et les goûts bien plus variés et savoureux. L'intérêt de ces produits réside dans leur coût et leur facilité d'utilisation.

Surimi – Exemples de valeurs nutritionnelles de quelques produits aux 100 g

Aliment	Kcalories	Protéines	Glucides	Lipides
Délice de surimi à la chair de crabe Fleury Michon	109	9 g	8,5 g	4,3 g
Miettes de surimi et chair de crabe Fleury Michon	118	8,4 g	10,9 g	4,5 g
Médaillon de surimi goût langouste Fleury Michon	96	9,6 g	9,6 g	2,1 g
Bâtonnets de surimi saveur crabe Fleury Michon	122	8,3 g	10,5 g	5 g
Bâtonnets saveur crabe Monoprix	103	8,8 g	10 g	2,9 g

Aliment	Kcalories	Protéines	Glucides	Lipides
Bâtonnets Coraya pleine saveur	112	8,4 g	9,8 g	4,3 g
Bâtonnets de surimi (moyenne)	102	8,4 g	11,8 g	2,4 g

Sources : étiquetage et CIQUAL-AFSSA 2008

Vive le kamaboko !

Le surimi est un produit qui fut créé au Japon, pendant le XVIIe siècle, où il portait le nom de kamaboko. Le procédé de fabrication permettait alors de conserver le poisson afin de pouvoir le consommer même hors des périodes de pêche. Le surimi fut importé en Europe dans les années 1980. Ce sont les Japonais eux-mêmes qui ont inventé le terme « surimi » pour exporter leur produit. Ce nom est maintenant utilisé dans le monde entier.

Dans les conditions idéales, le surimi doit être préparé à partir de poisson maigre (pour éviter le développement d'une odeur de rance due à la dégradation des lipides) et ayant une bonne capacité de formation de gel (afin d'obtenir une texture élastique). Ainsi, la fabrication du surimi s'est surtout développée à partir de poissons comme le lieu d'Alaska, le hoki, le merlu. Avec la pénurie de la matière première utilisée, des recherches ont été mises en œuvre pour développer la fabrication d'un surimi de qualité à partir d'espèces de petits poissons comme la sardine transformés à bord des bateaux-usine en « surimi base » (élimination du gras, du sang, des tissus conjonctifs). À terre, on leur ajoute plusieurs additifs : fécule de pomme de terre, blanc d'œuf, huile de colza, arômes, colorants. La pâte ainsi formée est cuite à la vapeur puis pasteurisée.

Les Charcuteries

Les charcuteries remontent à l'époque romaine où la viande de porc se prêtait déjà au séchage, fumage et salaison. Au XVe siècle en France, les charcutiers (dérivé de chair cuite) obtinrent le droit d'être les seuls à vendre de la viande de porc crue, cuite ou apprêtée. Ils durent attendre le XVIe siècle pour avoir l'autorisation de tuer eux-mêmes les porcs. Jusqu'alors, ils achetaient cette viande aux bouchers !

Aujourd'hui, l'air du temps et les thèmes diététiques récurrents ternissent quelque peu leur auréole. Injuste pour un patrimoine gourmand qui a su beaucoup évoluer. En effet, les industriels essayent d'améliorer la qualité nutritionnelle des produits. L'alimentation des porcs a changé et on sait que les méthodes d'élevage peuvent modifier la nature et la quantité de lipides dans les charcuteries.

Les charcuteries, c'est bien trop gras !

✗ Non Grosso modo, la moitié des charcuteries consommées en France contiennent moins de 20 % de lipides. Il faut « simplement » apprendre à bien choisir (pas si facile tant la famille est prolifique).

Le schéma ci-dessous aidera à faire le choix entre quatre catégories de produits, des moins gras aux plus gras.

Charcuteries – Teneur en lipides	
Pourcentage de lipides	**Produits**
- de 10 %	Jambon et jambonneau cuits, rôti de porc (filet ou filet mignon), coppa, tripes
10 à 20 %	Fromage de tête, jambons secs, pâté de lapin, andouille, andouillette, pâté en croûte
20 à 30 %	Lardons salés, lardons fumés, pâté de foie de volaille, terrine de canard, pâté de campagne, boudin blanc, boudin noir, mortadelle, saucisses de Francfort, saucisses cocktail, cervelas, mousse de foie
30 à 40 %	Pâté de foie de porc, saucisses de Montbéliard et de Morteau, saucissons secs
+ de 40 %	Foie gras, salami, rillettes, chorizo

Sources : CIQUAL-AFSSA 2008

À noter : beaucoup de gras dans certaines charcuteries mais pas si mauvais qu'on le pense, car il y a gras et gras. La proportion moyenne en répartition est la suivante :

- Acides Gras Saturés (AGS) 39 %
- Acides Gras Mono-insaturés (AGMI) 49 %
- Acides Gras Polyinsaturés (AGPI) 12 %

À noter : selon leur composition et surtout leur teneur en graisses, les charcuteries sont plus ou moins caloriques : une tranche de jambon découenné et dégraissé (60 g) apporte seulement 60 kcalories tandis qu'une portion de rillettes (50 g) atteint, elle, 215 kcalories !

N'est pas gras celui qu'on pense !

On pense toujours que l'andouillette est bien plus grasse que le boudin. Le boudin ?
Blanc ou noir, il est plus gras (21-22 % en moyenne) que l'andouille (20 %) et l'andouillette (17 %).

Et le saucisson sec, il est moins gras que les rillettes (41 %) ou le tarama (plus de 46 % de lipides en moyenne) !

Il y a du cholestérol dans les charcuteries

✔ Oui Les charcuteries contiennent de 33 à 115 mg/100 g de cholestérol. Mais on sait que le cholestérol sanguin est assez peu dépendant du cholestérol alimentaire (plus des 2/3 sont fabriqués par le foie). Plus importante est la composition en acides gras : les AGMI sont des lipides. Si le LDL-cholestérol sanguin est élevé, il convient de surcroît de modérer leur consommation (une fois par quinzaine environ) excepté le jambon cuit découenné, dégraissé.

La charcuterie, c'est bien trop salé

✔ Oui mais. Certes le sel est un élément technologique indispensable à la fabrication et à la conservation de très nombreuses charcuteries. La salaison ne remonte-t-elle pas à la nuit des temps ? Mais des modifications et perfectionnements apparus au cours des dernières décennies dans les procédés de fabrication, la généralisation de la chaîne du froid ont généré une substantielle diminution de la teneur en sel. Les recommandations actuelles prudentes visent à diminuer l'apport en sel situé à 10-12 g dans nos pays à 8 g environ.

Charcuteries – Teneur en sel	
Produits	**Apport en sel (g/100 g)**
Jambons cuits	2
Jambons secs	6,6
Saucissons secs	5
Pâtés	1,8
Saucisses	2,1
Rillettes	1,4
Andouillette	2,3
Boudin noir	1,6

Dans cette perspective, les fabricants travaillent à l'élaboration de produits moins salés. Certains développent même des gammes de produits contenant environ 25 % de sel en moins selon les recommandations de l'AFSSA.

Charcuteries – Teneur en protéines pour 100 g d'aliment	
Produits	**Protéines en g**
Pâté de foie	10-11
Mousse de foie, pâté de foie de volaille, cervelas, boudin blanc, pâté en croûte	11-12
Saucisse de Francfort, saucisses cocktail	13
Mortadelle, boudin noir, fromage de tête, terrine de canard	14-15
Rillettes de porc, d'oie ou de canard, saucisses de Morteau, salami, pâté de campagne	15-16
Chipolatas, andouillette	19-20
Jambon et jambonneau cuits	20-21
Filet de bacon, chorizo	23-24
Coppa, saucisson sec	25-26
Jambon sec dégraissé	27

Sources : CIQUAL-AFSSA 2008

On peut remplacer le poisson ou la viande par la charcuterie

✓ Oui et **✗ Non** Si l'on considère ces « princes » de nos repas que sont le poisson et la viande dans la globalité de leurs apports nutritionnels, alors cette idée reçue est bien vue. Leurs micronutriments sont en effet imbattables. Et notamment ceux des poissons gras dont les oméga-3 ont les fonctions préventives et thérapeutiques que l'on connaît. Mais, s'il s'agit d'apport en protéines – ce qui est quand même la fonction première du poisson et de la viande – alors la charcuterie tire son épingle du jeu. Pâtés, terrines, saucisses, boudins offrent 10 à 15 % de protéines. Certains font mieux : de 15 à 20 %, les pâtés de tête, les rillettes, les andouilles et andouillettes. Les jambons cuits et secs, les saucisses et les saucissons secs contiennent, eux, plus de 20 % de protéines. À ces niveaux, une portion – même modeste – d'un produit de charcuterie couvre un pourcentage non négligeable des besoins journaliers en protéines. Une complémentation avec un produit laitier dans le repas, suffira amplement.

Mais gare aux lipides : il n'est pas recommandé d'associer systématiquement, au cours d'un même repas, viande et charcuterie.

Andouillette

L'andouillette est moins grasse que le boudin

✓ Oui, contrairement à ce que l'on peut penser, l'andouillette apporte un peu moins de lipides. Pourtant le boudin semble plus sec et on dit qu'il ne contient que du sang et des oignons…

L'andouillette a eu une composition longtemps fluctuante. Elle est actuellement élaborée à partir d'éléments du tube digestif de porc. Jusqu'à la fin du siècle dernier, les tripes de veau étaient assez couramment utilisées, mais elles sont maintenant interdites. L'andouillette est généralement cuite, sauf à de très rares exceptions (obligatoirement mentionné). Elle doit sa saveur à la matière première, scrupuleusement nettoyée, mais aussi aux aromates, épices, condiments, vins ou alcools dosés selon les recettes, ainsi qu'éventuellement à un enrobant, chapelure, gelée ou saindoux.

Le boudin noir est lui, une des plus anciennes charcuteries connues. Il est fabriqué à partir de sang de porc, de graisse de porc et de condiments. Il en existe différentes variétés régionales.

Andouillette et Boudin – Valeur nutritionnelle				
	Kcalories	Protéines	Glucides	Lipides
Andouillette	231	19,4 g	0,2 g	17 g
Boudin	261	14,8 g	1,8 g	21,6 g

Sources : CIQUAL-AFSSA 2008

Boudin

Le boudin noir est la meilleure source de fer

✔ Oui Il est idéal pour les personnes anémiées. Son apport en fer est intéressant car celui-ci est sous forme « héminique », donc bien absorbé par le tube digestif et d'autant plus lorsqu'il est accompagné de vitamine C (agrume, fruits rouges, légume cru bien coloré...). Le boudin noir est l'aliment le plus riche en fer (28 mg pour 100 g).

Le boudin blanc est moins gras que le boudin noir

✘ Non Les teneurs sont pratiquement les mêmes : le boudin blanc apporte près de 21 g de lipides et 249 kcalories tandis que le boudin noir en fournit près de 22 g et 261 kcalories.

Ce fait s'explique par la composition du boudin blanc.
Ce dernier est préparé à base de viande blanche, porc, volaille ou veau et d'une enveloppe de menu (boyau) de porc. On y ajoute des matières grasses, en général du gras de porc, parfois de la crème, des œufs ou du lait, par exemple. Il est aromatisé avec oignons, carottes, échalotes, bouquet garni à base de thym, laurier, persil, clous de girofle, parfois même enrichi d'alcool ou de truffes.

Foie gras

Le foie gras est bon pour la santé

✔ Oui et **✘ Non** ! Le foie gras est par définition très gras : il apporte près de 53 % de matière grasse ! Il contient des acides gras mono-insaturés qui participent à la protection du système cardio-vasculaire mais comme tout aliment gras, il doit être dégusté avec modération : 1 g de lipides apporte 9 kcalories, soit plus du double de l'apport calorique des protéines ou des glucides !

Foie gras – Valeur nutritionnelle pour 100 g	
Kcalories	512
Protéines	7,4 g
Glucides	1,6 g
Lipides	52,9 g
Cholestérol	1 040 mg
Sodium	423 mg
Potassium	170 mg
Fer	6,4 mg
Vitamine A	950 µg
Vitamine B9	566 µg

Répartition des différents acides gras :

- saturés : 21,2 g
- mono-insaturés : 28,4 g
- polyinsaturés : 0,9 g

Pâté de tête

Le pâté de tête est trop gras

✗ Non Le pâté ou fromage de tête contient entre 6 et 14 % de gras selon la nature de la viande et la recette. La composition de ces produits peut varier d'un artisan à l'autre ou selon les fabricants. Les Français en général apprécient ces produits du terroir. Les préparations se font à partir de tête de porc ou de veau et contiennent de la gelée, de la langue, cuisinées avec du vin blanc, des carottes, du persil, de l'échalote, du sucre, du sel, du poivre, des épices et des aromates. Certains ajoutent des poireaux, du cognac, des navets, des pieds de veau et de l'ail.

Pâté de tête – Valeur nutritionnelle moyenne pour 100 g				
Aliments	**Kcalories**	**Protéines**	**Glucides**	**Lipides**
Fromage de tête (veau)	138-181	14,5-16 g	0-0,9 g	6-12,8 g
Fromage de tête (porc)	181-206	19,4-22 g	0-0,2 g	11-14,2 g

À noter : le museau a pratiquement la même composition que le fromage de tête, mais la vinaigrette qui l'accompagne augmente sa teneur en lipides (près de 22 %) et, de ce fait, son apport énergétique (269 kcalories pour 100 g).

Saucisses

Les saucisses de volaille sont moins grasses que celles à base de porc

✗ Non ! On considère souvent à tort que les saucisses de volaille conviennent dans les régimes car la viande de volaille est connue pour être maigre. C'est une grande erreur, les saucisses étant aussi grasses que les autres. Dans les saucisses de volaille, on remplace simplement la graisse de porc par de la graisse de volaille car, pour faire de la saucisse, il faut mettre du gras… En fait, ces produits-là sont destinés à des consommateurs qui ne mangent pas de porc pour des raisons religieuses.

Saucisses – Valeur nutritionnelle pour 100 g

Aliment	Kcalories	Protéines	Glucides	Lipides
Chipolata	247	16 g	0,8 g	20 g
Merguez	300	16 g	0,6 g	26 g
Saucisse de Strasbourg	305	14,8 g	1,1 g	26,8 g
Knacki de poulet Herta	203	13,1 g	2 g	16 g
Saucisse de poulet fumée Fleury Michon	300	12 g	2,6 g	27,1 g
Saucisse de volaille Fleury Michon	155	13,8 g	1,6 g	10,5 g
Saucisse de volaille Tradilège	158	15 g	2 g	10 g

Sources : étiquetage 2009

Les Œufs

Cet aliment qui est l'un des plus courants suscite bien des questions.

Les poules pondent des œufs d'or !

✓ **Oui** Si la poule est en liberté et mange dans la cour de la ferme et dans l'herbe comme autrefois, la qualité des œufs reste ce qu'elle était : excellente.

Mais, c'est rare, elles sont souvent nourries au maïs et la composition du jaune d'œuf s'en trouve modifiée : trop d'acides gras oméga-6.

Achetez des œufs bio, label rouge ou avec oméga-3. Le régime des poules enrichi en graines de lin donne des œufs sources d'oméga-3 et à teneur identique en graisses et en cholestérol.

La couleur de l'œuf influe sur sa valeur nutritionnelle

✗ **Non** Les œufs à coquille blanche ou brune ont la même valeur nutritionnelle. La couleur de la coquille dépend de la race des poules.

La coquille des œufs bruns est plus épaisse et le jaune plus foncé, le tout sans incidence sur leur composition.

À noter : on donne à manger à certaines poules pondeuses des pigments colorants type caroténoïdes pour que le jaune de leur œuf soit bien jaune.

Deux œufs peuvent remplacer une portion de viande

✓ Oui Avantageusement même. Les protéines de l'œuf ont été définies par la science de la nutrition comme les protéines de référence. Deux beaux œufs sont équivalents de ce point de vue à 100 g de viande, volaille ou poisson en poids net.

Ce sont des protéines de haute valeur biologique car elles contiennent les acides aminés dits essentiels parce que l'organisme ne peut les synthétiser, et ce dans des proportions optimales.

À noter : les protéines sont formées d'un enchaînement d'acides aminés. Huit acides aminés sont essentiels. Si l'un d'entre eux manque, il limite l'utilisation des autres. Les protéines animales sont de meilleure valeur nutritionnelle que les protéines végétales qui peuvent être déficitaires en certains acides aminés. Par exemple, les céréales sont pauvres en lysine mais préparées avec des œufs qui complètent leur teneur, elles constituent un plat peu onéreux et de bonne valeur nutritionnelle : œufs cocotte aux champignons et risotto etc.

Les œufs donnent du cholestérol

✓ Oui et **✗ Non** On sait que le cholestérol qui se dépose sur les artères est fabriqué à 75 % par l'organisme lui-même. On l'appelle le cholestérol endogène. Donc, le cholestérol alimentaire (exogène) n'interfère que pour 25 % environ dans le taux de cholestérol sanguin. Le cholestérol est fabriqué par les cellules du foie et fait partie des sels biliaires qui sont projetés dans l'intestin par la vésicule biliaire. Ce cholestérol sera mélangé au cholestérol des aliments et réabsorbé plus ou moins dans le sang lors de la digestion. Plusieurs études, dont une récente (DL. Katz et coll.) parue dans l'*International Journal of Cardiology* 2005, démontrent que des aliments comme le jaune d'œuf riche en cholestérol mais pauvre en graisses saturées ont une incidence mineure sur le taux de cholestérol sanguin. D'ailleurs, plusieurs autres études et recommandations dont celles de l'American Heart Association, indiquent que le contrôle des lipides du sang est mieux atteint si l'on diminue la consommation d'acides gras saturés et de type « trans », plutôt que celle du cholestérol.

En France, on conseille cependant aux patients hypercholestérolémiques à risques cardio-vasculaires de ne manger que 2 à 4 œufs par semaine y compris ceux des préparations.

Dans certains cas d'hypercholestérolémie familiale, on limite également le cholestérol alimentaire car le traitement de ces malades est très difficile.

À noter : **un jaune pèse 20 g et il contient 220 mg de cholestérol, un blanc pèse 30 à 40 g et il ne contient pas de cholestérol.**

Œuf – Valeur nutritionnelle moyenne (60 g)			
	Œuf entier à la coque (60 g)	Jaune d'œuf cuit (20 g)	Blanc d'œuf cuit (40 g)
Énergie (kcal)	89	69	18
Protéines (g)	7,5	3,3	4,12
Lipides (g)	6	6	0,06
AGS (g)	2,2	2,2	0
AGMI (g)	2,9	2,7	0
AGPI (g)	0,9	0,9	0
Cholestérol (mg)	220	220	0
Vitamine A (µg)	101	101	0

Sources : CIQUAL-AFSSA 2008

L'œuf de « plein air » coûte deux fois plus cher que l'œuf « en cage » !

Le consommateur a en effet le choix entre les œufs issus de différents modes d'élevage. 80 % des œufs vendus en France proviennent d'élevages en cages et 20 % d'élevages dits « au sol ». Dans les élevages hors cages, les poules sont élevées dans des bâtiments disposant de nids, de perchoirs et dans la grande majorité des cas, de trappes et de parcours le long des bâtiments. Les œufs issus d'élevages en plein air coûtent pratiquement 2 fois plus cher à produire qu'en cages (2 à 3 fois plus cher en biologique). Le choix se fera en fonction du goût et du porte-monnaie !

À noter : le règlement sur les normes de production d'œufs de poules « au sol » précise, en plus de la densité des poules sur le parcours (le nombre de poules par mètre carré - 4 par poule -), les aménagements des locaux, perchoirs, nids etc.

D'ici 2012, tous les élevages en cages non aménagées devront avoir été mis aux normes. La mise en œuvre de la réglementation européenne nécessite une modification de toutes les installations existantes et engendre un investissement de 1 milliard d'euros pour la filière française. Depuis 2003, les éleveurs investissent progressivement dans les systèmes d'élevage préconisés.

Quelques conseils pour bien apprécier et consommer les œufs

La DCR (date de consommation recommandée) est écrite sur la boîte et de plus en plus souvent sur la coquille :

- œufs extrafrais (jusqu'à 9 jours après la ponte) pour les œufs coque et surtout pour des utilisations sans cuisson comme la mayonnaise.
- frais (jusqu'à 28 jours après la ponte) pour les divers modes de cuisson.

Il faut savoir que les œufs sont numérotés pour permettre d'identifier le mode d'élevage des poules :

- 0 = élevage biologique
- 1 = élevage en plein air
- 2 = élevage au sol
- 3 = élevage en batterie

Ne jamais laver la coquille d'œuf : l'eau la rend perméable aux microbes.
Placer les œufs tête en bas dans les alvéoles de la boîte à œuf, le petit bout vers le bas, pour limiter les échanges gazeux.
Ne pas rompre la chaîne du froid : si les œufs sont conservés à température ambiante, ils se conservent moins longtemps.
Nettoyer souvent les alvéoles de la boîte à œufs du réfrigérateur avec un détergent vaisselle ou de l'eau vinaigrée et jeter les emballages d'origine pour éviter tout risque de contamination bactérienne.

Les œufs durs sont un coupe-faim naturel

✓ Oui Les œufs durs contiennent des protéines qui « calent » bien car elles donnent une sensation de satiété assez longue. Un œuf dur reste 2 heures dans l'estomac alors qu'un œuf au plat n'y reste que 20 minutes, cela s'explique par la cuisson à l'eau de l'ovalbumine, protéine du blanc d'œuf. Le jaune contient de la lécithine, protéine « grasse ». Peu onéreux, les œufs sont un formidable allié dans un régime minceur.

Les œufs sont salés, gare à l'hypertension !

✗ Non C'est le blanc d'œuf qui contient presque tout le sodium (62 mg pour un blanc et 10 pour un jaune). Dans un régime sans sel strict, ce qui est très rare de nos jours, il suffit de ne consommer que le jaune.

À noter : dans un régime sans sel strict, il ne faut pas dépasser 300 mg de sodium. Ces régimes ne sont pratiquement plus prescrits sauf dans certains cas d'insuffisance cardiaque ou de cirrhose du foie avec ascite.

Gober un œuf cru est une aberration nutritionnelle

✓ Oui Il faut que l'œuf soit cuit pour que tous ses composants soient biodisponibles ! Le blanc d'œuf contient un facteur antitrypsique qui empêche la digestion de l'albumine.

Les protéines ne sont que partiellement digérées (50 % environ), la cuisson augmente ce taux à plus de 90 %. En outre, la vitamine B8 ou biotine est neutralisée dans l'œuf cru par l'avidine (glycoprotéine du blanc d'œuf). À la cuisson, le couple biotine-avidine se libère et la vitamine devient disponible.

Attention aux œufs en cas d'allergie

✓ Oui C'est vrai, les œufs constituent avec le lait, les arachides, les crustacés une des causes les plus connues d'allergie alimentaire. 90 % des allergies chez les enfants sont dues aux trois premiers aliments cités.

L'allergie à l'œuf est généralement liée à l'une des fractions des protéines du blanc d'œuf (lactalbumine) mais elle peut aussi être causée par le jaune d'œuf. Tous les œufs consommés seuls ou en préparation sont allergisants. Attention à bien nettoyer et laver soigneusement tous les ustensiles de cuisine ayant servi à la préparation des œufs si une des personnes de l'entourage est allergique car des quantités infimes peuvent déclencher chez certains des allergies graves. Les symptômes les plus courants touchent les systèmes digestif (vomissements, diarrhée), respiratoire (asthme), et la peau (eczéma).

Par mesure de précaution, on n'introduit pas le jaune d'œuf chez les bébés avant huit mois et le blanc avant un an.

Les œufs font mal au foie

✗ Non Encore une idée reçue qui a la vie dure et qui n'est imputable qu'aux Français ! En effet, pour nos voisins anglais, hollandais, allemands et même chez les Américains, la « crise de foie n'existe pas ». D'ailleurs, les troubles observés sont d'ordre digestif. C'est en général la manière de les préparer qui est en cause : ils sont habituellement bien tolérés s'ils sont cuits sans ou avec peu de matière grasse. Le seul hic est leur capacité à faire contracter la vésicule biliaire, ce qui peut poser problème chez des personnes fragilisées (présence de calculs).

Les œufs contiennent du fer

✓ Oui Le jaune est assez riche en fer, plus de 4 mg par 100 g, soit près de 0,9 mg dans un jaune de 20 g. Ce fer est généralement bien assimilé surtout en présence au même repas de vitamine C (agrumes, jus de citron...). Le fer entre dans la composition de l'hémoglobine, il est très utile, on l'a déjà vu, pour assurer les échanges sanguins et l'oxygénation musculaire.

À noter : le jaune d'œuf contient aussi du sélénium (antioxydant protecteur des cellules) et du zinc (rôle dans l'immunité).

Les œufs sont sources de vitamines

✓ Oui Les œufs contenant des lipides sont riches en vitamines liposolubles : A, D, E, K surtout dans le jaune. Ils sont sources de vitamines du groupe B, B2, B5, B8, B9, B12, également dans le jaune (sauf la vitamine B2 contenue également dans le blanc).

Le jaune d'œuf est de loin l'aliment le plus riche en choline considérée par certains comme une vitamine du groupe B : un œuf en contient plus de 100 mg. La choline est essentielle au maintien de l'intégrité des membranes de toutes les cellules y compris celles du cerveau et au métabolisme des graisses.

L'œuf : une mine de caroténoïdes

Le jaune d'œuf contient deux antioxydants puissants : la lutéine et la zéaxanthine.

Ces caroténoïdes proches de la vitamine A aident à prévenir les maladies cardio-vasculaires et certains cancers et surtout des maladies de l'œil liées au vieillissement : cataracte, dégénérescence maculaire liée à l'âge (DMLA).

Les Corps gras

IL N'Y A PAS SI LONGTEMPS – ne remontons pas au bouddha et à ses multiples mentons – le gras était synonyme de prospérité. Aujourd'hui, il est attaqué de toutes parts, accusé (particulièrement le gras d'origine animale) de boucher les artères et d'étendre l'obésité aux dimensions d'une pandémie. Mais pourquoi ne l'élimine-t-on pas de notre alimentation ?

En fait, plus le temps passe et plus la chimie fine de ce type de nutriment et de son devenir dans l'organisme apparaît d'une infinie complexité. Il y a gras et gras : les accusations qui pèsent sur les uns, « les non-lieux » qui bénéficient aux autres connaissent des hauts et des bas en fonction de l'avancée de la Recherche. Dans l'attente, improbable, de certitudes absolues, essayons déjà d'y voir un peu plus clair.

Matières grasses ou corps gras s'appelaient communément gras ou graisses dans le temps et encore aujourd'hui. Mais les « initiés » (et même ceux qui le sont moins) les dénomment lipides. Ils se retrouvent – souvent invisibles – dans beaucoup d'aliments d'origine animale et végétale (voir encadré). Ici nous les évoquons dans leur unicité visible : huiles, beurre, margarines etc.

Les graisses invisibles représentent environ la moitié de notre ration quotidienne en lipides :

1. graisses de constitution des différents aliments (viandes, œufs, lait, fromage, fruits oléagineux) ;
2. graisses ajoutées dans les aliments préparés (biscuits, charcuteries, biscottes, pâtisseries, confiseries, desserts, plats cuisinés).

Teneur moyenne en matière grasse de quelques aliments pour 100 g

Aliments	Kcalories	Lipides (g)
Côte d'agneau	230	15,5
Côte de veau	241	15,1
Echine de porc	243	15
Entrecôte de bœuf	203	11,8
Pâté de campagne	336	29,6
Saucisse de Strasbourg	303	27,7
Comté	405	32,6
Roquefort	366	32
Éclair	254	11,8
Chips	504	34,4
Pizza royale	203	6,9
Tourte aux poireaux	256	16,3
Crème dessert au chocolat	140	4,9
Mélange apéritif graines salées et raisins secs	428	30

Sources : CIQUAL-AFSSA 2008

Mais d'abord de quoi sont composés les lipides ? À 95 % au moins de triglycérides. Ceux-ci sont formés d'un support (en l'occurrence une molécule de glycérol), sur lequel sont « accrochés » trois acides gras. Le rôle négatif ou positif de ces derniers dans les maladies cardio-vasculaires qui en France tuent presque autant que le cancer, est sans cesse mis en avant. C'est sous cette forme-ci que l'énorme majorité des corps gras est consommée. Mais restent 5 % de lipides dits complexes constitués de triglycérides associés à d'autres substances comme les phospholipides sans oublier les lipides dérivés comme les stérols et le cholestérol.

On peut se passer de matières grasses

✗ Non Ce rêve de nombreuses sylphides... et de presque tous les mannequins n'est qu'une chimère. Nutriments les plus énergétiques (9 kcal/g), les lipides sont indispensables à la constitution et à l'entretien des membranes cellulaires (notamment celles du cerveau et du tissu nerveux), c'est dire leur importance pendant la croissance et le développement de l'enfant. Ils véhiculent aussi dans l'organisme des vitamines liposolubles : A, D, E, K. Ils sont à l'origine de molécules indispensables : hormones stéroïdes, prostaglandines etc. Et même celui dont la seule évocation fait frémir, le tissu adipeux a une fonction de réserve énergétique dont l'organisme peut disposer en cas de besoin. Aujourd'hui, les experts fixent entre 30 à 35 % l'apport global de lipides dans le bilan énergétique journalier. Reste qu'il est très important d'effectuer un choix quantitatif et surtout **qualitatif** des acides gras, faute de quoi la santé, à commencer par les artères, risque d'en pâtir.

Choisir ses graisses, c'est un jeu de pistes

✓ Oui Il faudra de plus en plus en passer par là. Les propriétés, les avantages et les inconvénients des lipides dépendent de la nature de leurs acides gras (AG) et ceux-ci dépendent de la longueur de leur chaîne de carbone et de leurs « liaisons » (sorte de ponts d'électrons qui relient les atomes entre eux). Comment s'y reconnaître ? En apprenant à bien cibler les trois grands types d'acides gras :

Les acides gras appelés saturés (AGS). Ils sont constitués d'atomes de carbone unis par des liaisons simples. Les plus connus sont l'acide palmitique et l'acide stéarique en provenance du beurre, de la crème fraîche, des margarines « dures » (sous papier aluminium), des graisses de coco et de palme et des viandes de bœuf, d'agneau, des sauces, des pâtisseries etc. Ils sont souvent considérés sans nuances comme les « méchants » de la famille.

Les acides gras dits mono-insaturés (AGM). Dans leur chaîne, une de leurs liaisons est encore « libre ». on les retrouve dans notre alimentation sous forme d'acide oléique, oméga-9, plus particulièrement dans l'huile d'olive. Ce sont, pour parler naïvement, « les gentils » de la famille.

Les acides gras polyinsaturés (AGPI). Plusieurs de leurs liaisons sont « libres ». Deux d'entre eux sont dits indispensables dans la mesure où ils ne peuvent pas être synthétisés par l'organisme qui en a pourtant bien besoin :

1. l'acide linoléique (oméga-6) surtout dans l'huile de tournesol, l'huile de maïs et de pépins de raisin…

2. l'acide alpha-linolénique (oméga-3) présent dans l'huile de colza, soja, noix, lin, graines de lin et certains végétaux (pourpier, mâche, épinards). On trouve d'autres types d'oméga-3 dans les poissons gras (hareng, maquereau, sardine, saumon). Ils sont considérés comme les « très gentils » de la famille.

- Oméga-3 d'origine végétale = acide alpha-linolénique (ALA)
- Oméga-3 d'origine animale = acide eicosapentaenoïque (EPA) et acide docosahexaenoïque (DHA)

Dans une alimentation bien équilibrée, une pondération est souhaitable entre les graisses animales (beurre, crème, lard, saindoux…) et les graisses végétales (huiles d'olive, de colza, noix, pépins de raisin…). La proportion moyenne pourrait être : moins de 25 % des

AGS, plus de 55 % des AGMI et 15 à 20 % des AGPI. Le rapport oméga-6/sur oméga-3 devrait, lui, approcher de 5 (10 g/j oméga-6 sur 2 g/j oméga-3) alors qu'actuellement le rapport dépasse souvent 10, voire 15 ! Mais dans le sillage de nouveaux travaux et de nouvelles réflexions sur le sujet, les autorités sanitaires prévoient de revoir – peut-être profondément – ce fameux rapport oméga-6/oméga-3 « cent fois sur le métier remettez votre ouvrage… ».

Où trouver 1 g environ d'oméga-3 ?
5 à 10 noix
90 g de sardines (2)
1 cuillerée à soupe d'huile de colza
1 cuillerée à soupe d'huile de noix

Mais on peut aussi trouver dans les aliments des acides gras mono et polyinsaturés dont la forme est transformée, il s'agit des acides gras trans (AGT). Ils peuvent avoir été configurés ainsi par les procédés industriels ou exister sous forme naturelle.

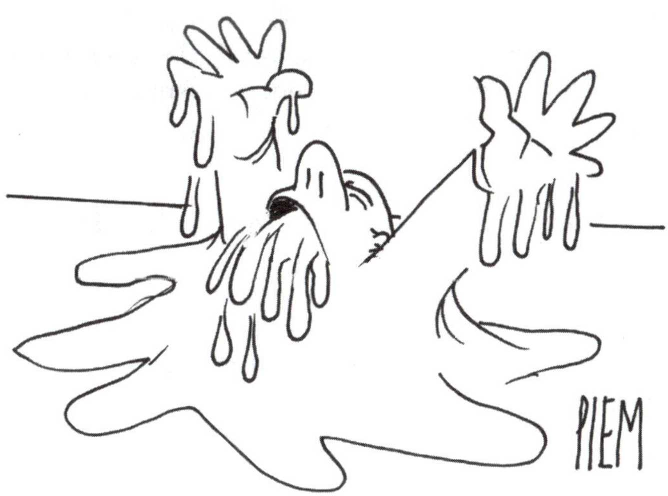

Il faut diminuer les acides gras « trans »

✓ Oui, car on l'a vu plus haut, ils ont les inconvénients des acides gras saturés : altération des vaisseaux sanguins, formation d'athérome etc. Ce sont des acides gras avant tout modifiés par les processus industriels (hydrogénation des huiles, cuissons à très haute température, chips par exemple ou encore fritures trop fortes). Heureusement, en France, les industriels veillent à limiter la concentration des « trans » en surveillant les procédés de fabrication. Leur objectif est de réduire leur concentration à moins de 1 % (à des taux négligeables dans la très grande majorité des produits) ; leurs effets délétères sont ainsi largement diminués.

On trouve cependant certains types d'acides gras trans à l'état naturel dans les graisses laitières. Le beurre en contient très peu et certains de ses trans, comme l'acide ruménique, pourraient même avoir des effets bénéfiques.

À noter :

- **on trouve des trans dans diverses viennoiseries, certains biscuits, des pâtes feuilletées etc. Lorsque la liste des ingrédients comprend les termes « huile(s) végétale(s) hydrogénée(s) » ou « partiellement hydrogénée(s) », on sait que le produit renferme des gras trans.**
- **le terme trans n'a rien à voir avec le terme transgénique et les OGM.**

Les graisses animales sont toutes des graisses saturées

✗ Non Toutes les graisses animales ne sont pas saturées, par exemple la graisse d'oie et de canard, le gras du porc sont essentiellement mono-insaturés ; mais beaucoup le sont : saindoux, gras d'entrecôte de bœuf ou de côte de mouton.

Les graisses végétales sont des graisses insaturées

Non Ce n'est pas toujours juste ! Certaines graisses végétales peuvent être saturées comme les graisses de palme (acide palmitique et stéarique) ou de coprah.

En revanche, les graisses animales apportées par les poissons gras (hareng, maquereau), les huiles de poisson (foie de morue) sont sources d'acides gras mono et polyinsaturés.

Les acides gras oméga-3 jouent un rôle anti-inflammatoire

Oui La composition des membranes cellulaires dépend en partie du contenu en acides gras de notre alimentation. Les acides gras polyinsaturés (AGPI) peuvent jouer un rôle dans la modification de la composition membranaire, mécanisme qui module la réaction inflammatoire. Ainsi, une augmentation des acides gras de la série Oméga-6 accroît la production par certaines cellules de métabolites pro-inflammatoires puissants. Ces conséquences sur l'inflammation sont mises en jeu par plusieurs mécanismes notamment par l'inhibition de cytokines pro-inflammatoires. Une augmentation des acides gras de la série Oméga-3 favorise, en revanche, la formation de cytokines anti-inflammatoires. Ces effets ont été mis en évidence dans les tissus de patients atteints de maladies inflammatoires chroniques comme la polyarthrite rhumatoïde.

Bon à savoir : les cytokines sont des protéines de « communication » notamment synthétisées par les cellules du système immunitaire, agissant à distance sur d'autres cellules. Certaines cytokines sont pro-inflammatoires, d'autres au contraire sont anti-inflammatoires.

Beurre

On peut cuire le beurre

✗ Non Le beurre peut être chauffé ou fondu mais pas cuit car ses qualités gustatives et nutritionnelles sont alors altérées.

Au-dessus de 120 °C, c'est-à-dire assez rapidement au contact d'une poêle sur le feu, le beurre noircit et fume : ceci est dû à la caramélisation du « peu » de glucides et du « peu » de protéines contenus dans le beurre (réaction dite de Maillard). Ce phénomène libère des substances agressives (acroléine) pour le système digestif et, peut-être à tort, suspectées d'être cancérigènes. L'idéal est plutôt de consommer le beurre cru sur les tartines du matin ou fondu sur les aliments.

Aujourd'hui, la loi interdit aux restaurants de servir des plats au beurre noir telle la raie…

Manger du beurre fait augmenter le cholestérol

✓ Oui En raison de son contenu en acides gras saturés et ceci en fonction de la quantité ingérée.

Mais, pour la composante cholestérol, on l'a dit et redit parce que il s'agit d'un constat fondamental mais peu connu : le cholestérol des aliments que nous ingérons ne représente que 25 % du cholestérol de l'organisme, la majorité (75 %) est fabriquée par le foie. Il ne faut pas diaboliser le cholestérol. Tout d'abord, l'hypercholestérolémie (excès de cholestérol dans le sang) est une maladie métabolique. La régulation ne se fait pas chez certains mais chez la plupart d'entre nous, le cholestérol sanguin est stable. Ce n'est pas parce que l'on consomme modérément du beurre que notre cholestérol va grimper en flèche !

Le cholestérol est indispensable à l'organisme, toutes les cellules en contiennent. Il intervient notamment dans la fabrication de certaines hormones, des sels biliaires et de la vitamine D. Dans le cholestérol, il y a du « bon » et du « mauvais ». Le « bon » HDL, est celui qui chemine des cellules jusqu'au foie où il est recyclé. Le « mauvais » LDL, c'est celui qui va vers les cellules où il risque de s'accumuler. Avoir un problème de cholestérol, c'est avoir un problème d'acheminement : aussi, lorsque le taux du cholestérol LDL de notre sang est trop élevé et ou celui du HDL insuffisant, le cholestérol se dépose sur les parois de nos artères et les bouche peu à peu ; une fois tenu compte de tous les autres facteurs de risque (antécédents familiaux, hypertension, diabète, consommation de tabac), il importe alors de contrôler les quantités de matières grasses que l'on consomme et de mettre la pédale douce sur l'ensemble des graisses saturées d'origine animale **y compris le beurre.**

Le « beurre allégé » est meilleur pour la santé

✓ Oui et **✗ Non** Le beurre allégé peut être une aide en cas de surpoids, à condition de ne pas en manger **deux fois plus** que le beurre habituel. Ce dernier, à 82 % de Matière Grasse (MG), n'est pas à exclure mais à consommer en petite quantité. De nombreuses variétés de beurre allégé existent sur le marché, elles permettent de diversifier les choix de matières grasses.

- le beurre allégé a une teneur en lipides comprise entre 60 et 65 % de MG
- le beurre léger ou « light » ou à faible teneur en MG contient 15 à 41 % de MG
- les spécialités laitières à tartiner allégées contiennent entre 20 et 41 % (et de ce fait n'ont pas le droit de s'appeler « beurre »).

Bon à savoir : il faut bien lire l'étiquette : certains « beurres allégés » ne peuvent pas être utilisés pour la cuisson.

Cuisiner à la graisse de canard ou d'oie est plus sain que de cuisiner au beurre

✓ Oui On peut cuisiner à la graisse de canard ou d'oie dont la composition se rapproche de celle de l'huile d'olive, bien qu'elle ne contienne pas autant d'acides gras mono-insaturés et davantage d'acides gras saturés. La graisse de canard contient en effet 49 % d'acides gras mono-insaturés et l'huile d'olive 77 %. En outre, elle possède une teneur en acides gras saturés beaucoup plus élevée que l'huile d'olive (33 % contre 15 %) mais plus faible que le beurre (33 % contre 57 %). Utilisée à l'occasion pour la cuisson, elle confère une saveur particulièrement utilisée dans certaines recettes du sud-ouest de la France.

Corps gras – Valeur nutritionnelle moyenne pour 100 g

Produits	Kcalories	Lipides	AGS	AGMI	AGPI	Cholestérol	Vitamine E
Beurre	748	82,6 g	57 g	21,7 g	3,1 g	226 mg	2 mg
Beurre allégé 39 à 41 % MG	388	39,6 g	22,1 g	9,7 g	1,2 g	84,5 mg	2,98 mg
Spécialité laitière à 25 % MG	270	25,2 g	10,4 g	6,7 g	2,4 g	69,9 mg	1,15 mg
Crème 30 % MG	297	30,6 g	19,5 g	7,88 g	0,658 g	86,8 mg	0,74 mg
Crème 15 % MG	172	15,6 g	9,92 g	4,14 g	0,51 g	63,5 mg	0,38 mg
Lard	670	70 g	30 g	29,3 g	6,3 g	70 mg	1,0 mg
Saindoux	900	100 g	46,7 g	37,8 g	9 g	95 mg	0,4 mg
Graisse de canard	898	99,8 g	33,2 g	49,3 g	12,9 g	100 mg	2,73 mg
Graisse d'oie	896	99,6 g	27,3 g	57,1 g	11,0 g	100 mg	2,0 mg

Sources : CIQUAL-AFSSA 2008

La cuisine à la crème est trop riche

Non Beaucoup moins que le beurre. En effet, la crème est le corps gras le moins riche en lipides (30 à 35 %), qu'elle soit épaisse ou fluide. Tout dépend de la quantité ajoutée. Ce n'est pas une graisse de cuisson, elle permet de lier une sauce à chaud mais après cuisson et il n'est pas nécessaire d'en mettre beaucoup : 1 à 2 cuillerées à soupe pour 4 personnes est amplement suffisant. En outre, il existe de nombreuses marques de crème allégée titrant de 4 à 15 %. Laissez de côté celles à 4 % sauf éventuellement pour un usage à cru.

Crème – Valeur nutritionnelle		
Produit	**Lipides (g/100 g)**	**Énergie (kcal/100 g)**
Crème fraîche allégée	15 à 15,6	170 à 172
Crème fluide allégée	15 à 15,6	170 à 172
Crème fraîche épaisse	30 à 30,6	297 à 320
Crème fluide	30 à 30,6	297 à 320
Crème légère	4 à 5	40 à 50

Sources : CIQUAL-AFSSA 2008 et questions IFN (Institut Français pour la Nutrition) 2008

Bon à savoir : 2 petites noix de beurre (20 g), 4 cuillerées à soupe de crème fraîche et 1,5 cuillerée à soupe d'huile apportent à peu près la même quantité de graisses et environ 150 kcalories.

Huiles

Certaines huiles sont plus grasses que d'autres

Non Toutes les huiles apportent toutes 100 % de lipides et 900 kcalories pour 100 g, soit 90 kcalories pour une cuillerée à soupe (10 g). Si certaines huiles ont l'air plus ou moins épaisses, ce fait est lié à leur viscosité, à la nature des acides gras qui les composent, mais leur valeur calorique est toujours la même.

Huiles – Valeur nutritionnelle moyenne pour 100 g						
	Lipides	AGS	AGMI	AGPI	dont acide alpha-linolénique : oméga-3	Vitamine E
Colza	100 g	8 g	62 g	30 g	9 g	40 à 50 mg
Olive	100 g	14 g	78 g	8 g	< 1 g	15 à 30 mg
Arachide	100 g	18 g	55 g	27 g	< 1 g	20 à 30 mg
Tournesol	100 g	10 g	28 g	60 g	< 1 g	90 à 100 mg
Tournesol oléique	100 g	9 g	79 g	12 g	< 1 g	90 à 100 mg
Maïs	100 g	13 g	29 g	58 g	< 1 g	10 à 40 mg
Pépins de raisin	100 g	12 g	18 g	70 g	< 1 g	20 à 30 mg
Soja	100 g	15 g	25 g	60 g	7 g	10 à 40 mg
Noix	100 g	10 g	18 g	72 g	12 g	5 à 12 mg
Huile 4 graines Monoprix Bien Vivre	100 g	10 g	47 g	43 g	1 g	non précisé
4 huiles Leader Price	100 g	10 g	47 g	43 g	non précisé	non précisé
4 huiles vierges Bio Monoprix	100 g	10 g	53 g	37 g	6 g	non précisé
Huile Lesieur Isio 4	100 g	8 g	61 g	31 g	5 g	60 à 70 mg
Huile Isio 4 Olive	100 g	10 g	58 g	32 g	5 g	40 à 50 mg
Huile Lesieur Memo	100 g	7 g	69 g	24 g	6 g	50 à 70 mg

Sources : CIQUAL-AFSSA 2008. Cahiers de Nutrition, hors série 1, 2007. Huiles et Santé, Lesieur et étiquetage

L'huile d'olive est la « plus grasse » des huiles

Non Là encore, la teneur en lipides est la même que les autres (100 %). L'huile d'olive a une viscosité plus élevée. On pourra ainsi en mettre moins, une cuillerée à soupe (10 à 15 g) permettant d'assaisonner une salade pour 2 personnes.

L'huile d'olive est la meilleure pour la santé

Oui **Une des meilleures.** L'huile d'olive a un effet protecteur grâce à ses acides gras mono-insaturés, on sait aussi maintenant que les polyphénols (composés antioxydants) de l'huile d'olive ont probablement aussi un rôle spécifique. Mais à condition de prendre une huile « vierge extra ». Car le taux de polyphénols varie en fonction de l'origine, des saisons, de la variété d'olives, des conditions climatiques. Mais deux seulement sont réellement absorbés par l'organisme : l'hydroxytyrosol et le tyrosol. Et leur effet a notamment été prouvé par une étude européenne : Eurolive. Celle-ci a montré que la consommation d'une huile d'olive riche en polyphénols permettait d'augmenter le bon cholestérol (HDL) et de baisser le mauvais (LDL), et donc avait un impact très favorable sur les facteurs de risques cardio-vasculaires… Sans oublier que les polyphénols ne sont pas tout : la vitamine E contenue dans l'huile d'olive est aussi un antioxydant puissant ! **Mais,** il est bon de la compléter avec une huile riche en oméga-3 comme l'huile de colza.

L'huile de tournesol est plus légère et moins grasse que les autres huiles

Non C'est la publicité qui a semé le doute. L'huile de tournesol apporte autant de kcalories que les autres huiles. Elle est simplement plus fluide. Seule la nature des acides gras qu'elle contient fait la différence, c'est une huile très riche en acides gras oméga-6 et aujourd'hui, étant donné l'excès de consommation de ce type d'acides gras par rapport aux oméga-3, on a tendance à limiter son utilisation voire à l'éviter. Mais on trouve maintenant sur le marché une huile de tournesol oléique plus pauvre en oméga-6 et riche en oméga-9 correspondant mieux aux recommandations actuelles.

L'huile de colza est mauvaise pour la santé

✗ Non Même si pour certains consommateurs seniors, l'huile de colza continue à avoir une image négative due autrefois à la présence d'acide érucique dans les années soixante. Depuis, l'amélioration du colza a porté principalement sur la suppression de l'acide érucique donnant ainsi naissance au milieu des années 80 à une nouvelle huile de colza. Celle-ci riche en oméga-3 est recommandée maintenant pour tous les usages : assaisonnements et cuissons.

Certaines huiles sont déconseillées pour la cuisson

✓ Oui L'huile de palme, les graisses hydrogénées type coprah, graisse de coco, l'huile de soja sont déconseillées pour les cuissons à haute température. Les huiles d'arachide ou d'olive sont les plus adaptées à la cuisson à haute température ainsi que certaines huiles combinées type Frial Lesieur composée notamment d'huile de tournesol, de colza et d'oléisol.

Huiles – Température de cuisson	
Huiles	**Température critique en °C***
Arachide	220
Olive	210
Colza	180 à 200
Tournesol	160 à 200
Pépins de raisin	150

Huiles	Température critique en °C*
Sésame	150
Soja	150
Germes de maïs	140
Noix	140

* Température à partir de laquelle les huiles se mettent à mousser ou à fumer

Il faut supprimer les huiles d'assaisonnement lors d'un régime minceur

✗ Non Surtout pas ! Il faut utiliser, et c'est bon pour la santé des acides gras oméga-9 (huile d'olive) et des oméga-3 (huiles de colza, noix...), pour les crudités et les salades en alternance ou en mélange ou choisir une huile composée type Isio 4, Isio 4 olive ou encore Isio memo (Lesieur). Mais on peut aussi préférer parfois d'autres huiles pour leur arôme et leur goût (noix, noisette, sésame...). On réduira seulement les quantités : compter 1 cuillerée à soupe pour deux personnes, avec une cuillerée de vinaigre et une d'eau ou de bouillon par exemple pour alléger la sauce tout en augmentant la quantité.

Les huiles vierges sont meilleures que les huiles raffinées

✓ Oui Les huiles vierges sont issues d'une seule pression à froid, d'où la dénomination **huile vierge de première pression à froid**. Elles gardent ainsi leurs avantages : oméga-3, oméga-6, vitamines... ainsi que leur goût. Les huiles vendues sous cette dénomination ne doivent subir aucun autre traitement ni comporter d'additifs.

Le raffinage industriel ne modifie pas leur teneur en acides gras. Les composants susceptibles d'altérer la qualité et la conservation des huiles sont retirés. Seul hic pour certains consommateurs, il enlève de la saveur, ce qui est dommage !

L'huile de paraffine est recommandée dans les régimes amaigrissants

Non Même si l'huile de paraffine n'apporte aucune calorie, elle a des vertus laxatives, ce qui peut justifier son usage lors d'épisodes de constipation mais pas lors d'un régime minceur pour les assaisonnements. Car Il faut savoir que l'huile de paraffine se dépose dans l'intestin sous forme d'un film « inabsorbable » qui perturbe la perméabilité de la muqueuse et peut entraîner des déficits d'absorption. Un grand nombre de nutriments ne peuvent alors être acheminés jusqu'aux cellules, notamment les vitamines liposolubles : A, D, E, K et certains minéraux et oligo-éléments.

Margarines

La margarine végétale est moins calorique que le beurre

Non La teneur en lipides est la même : 82 %. Le beurre apporte graisses animales et vitamine A. La margarine apporte graisses végétales, vitamine A et vitamine E. Il existe de nombreuses variétés de margarines dont la consistance est plus ou moins dure selon leur teneur en acides gras : plus elles sont riches en acides gras polyinsaturés (AGPI), plus elles sont molles. On trouve sur le marché des margarines spécial cuisson, spécial tartine et cuisson ou encore à positionnement santé : enrichissement en oméga-3 (pour le bon fonctionnement cardio-vasculaire), en phytostérols ou stanols (pour faire baisser le cholestérol).

Mais, de nouvelles préparations diététiques sont également présentes : elles apportent entre 25 % et 65 % de matières grasses donc moins que les margarines et elles sont composées de beurre (25 %), et/ou de graisses végétales ou huiles végétales non hydrogénées, de lait écrémé et d'eau. et de ce fait n'ont pas le droit de s'appeler

« beurre » ni « margarine ». Leurs caractéristiques nutritionnelles dépendent alors du type de matières grasses utilisées. Elles présentent l'avantage, outre le fait d'être moins caloriques, d'apporter un bon équilibre en acides gras et en vitamines liposolubles. Il faut privilégier celles riches en oméga-3.

On ne connaît pas bien la composition des margarines

✔ Oui C'est vrai et la publicité revendiquant telle ou telle vertu ne fait rien pour arranger les choses. Il y a beaucoup de variétés sur le marché. Chaque margarine a ses spécificités : elle se distingue par sa composition en acides gras (provenant des huiles végétales qui la composent) et par ses caractéristiques propres (teneur en vitamines, A, D, E, oméga-3, oméga-6, stérols ou stanols végétaux).

En bref, il en existe de nombreuses variétés à teneur en acides gras différente : c'est la teneur en AGPI qui leur confère une dureté variable : < 10 % (dures), 10-20 % (semi-dures), 20-30 % (molles) et > 30 % (extra-molles).

On peut congeler la margarine

✔ Oui À condition qu'elle contienne plus de 40 % de graisses, de posséder un congélateur 3 étoiles (-18 °C) ou plus, et de la garder maximum trois mois.

On peut la congeler entière dans un film spécial congélateur ou un sac congélation (ou bien en morceaux, bien utile quand on n'a pas le temps de laisser décongeler la barquette entière). Il convient de la laisser décongeler progressivement au réfrigérateur pendant 48 heures, un peu moins longtemps pour les morceaux.

Margarines – Valeur nutritionnelle pour 100 g							
Produits	**Kcalories**	**Lipides**	**AGS**	**AGMI**	**AGPI**	**Oméga-3**	**Vitamine E**
Fruit d'Or Cœur de vie	540	60 g	15,0 g	19,0 g	25,5 g	4,4 g	20 mg
Fruit d'Or doux et demi-sel	541	60 g	13,4 g	17,8 g	28,8 g	5 g	20 mg
Primevère Spécial Cuisson	567	63 g	14,5 g	31,6 g	16,6 g	3,2 g	30 mg
Fruit d'Or Allégé	451	50 g	11,1 g	14,9 g	24 g	4,2 g	20 mg
Planta fin doux et demi-sel	540	59 g	19,0 g	26,5 g	13,0 g	2,5 g	18 mg
Fruit d'Or pro-activ Cuisine	559	62 g	14,5 g	19,5 g	27,5 g	1,3 g	20 mg
Fruit d'Or pro-activ Tartine	324	35 g	9 g	8 g	17,5 g	3 g	20 mg
St Hubert Oméga-3 Tartine et Cuisson	487	54 g	15,6 g	27,0 g	11,2 g	3,4 g	12 mg
St Hubert 41	362	38 g	18 g	14,3 g	5,7 g	non précisé	10 mg
Primevère Tartine	497	55 g	14,9 g	25,8 g	13,8 g	2,7 g	27 mg
Le Fleurier (beurre + margarine)	534	59 g	28 g	22,5 g	8,5 g	non précisé	8 mg
Margarine Tournesol DIA	631	70 g	16 g	25 g	28 g	2 g	20 mg
Tartiner faible en cholestérol source d'-oméga-3 Leader Price	540	60 g	15 g	29 g	15 g	4 g	non précisé

J'ai du cholestérol, je dois consommer une margarine spécifique

✔ **Oui** Si c'est l'avis de votre médecin. Les margarines aux stérols ou aux stanols végétaux (constituants naturels présents en faible quantité dans les plantes, les oléagineux et les huiles végétales) sont intéressantes chez les personnes ayant un excès de cholestérol. Elles contribuent à le faire baisser. **Elles n'ont par contre aucune utilité en termes de prévention pour les personnes ayant un taux de cholestérol normal et ne doivent pas être utilisées dans ce cas.**

Végétaline

La « végétaline » est à exclure de l'alimentation

✔ **Oui** Elle est pourtant encore beaucoup utilisée. Composée à 90 % d'huile de coprah (noix de coco) et à 10 % d'huile de palme, c'est un corps gras à n'utiliser que pour les fritures et de manière tout à fait exceptionnelle, car ses acides gras sont saturés à plus de 93 %. La graisse (ou huile) de palme possédant les mêmes caractéristiques est également déconseillée ; elle peut être présente dans certains produits type boulangerie industrielle.

Quelques conseils pour bien utiliser les corps gras

Pour mettre sur les tartines le matin ou sur les légumes : beurre (10-15 g, sauf contre-indications) ou margarine.

Compter environ 2 cuillerées à soupe d'huile ou de crème pour 4 à 5 personnes dans les cas suivants :

- pour les assaisonnements (crudités, salades), alternance ou mélange d'huile d'olive et de colza ou huile composée. On peut aussi préférer parfois d'autres huiles pour le plaisir de leur arôme et saveur (noix par exemple...) ;
- pour la cuisson, huile d'olive ou margarines pour cuisson ;
- pour améliorer un jus de cuisson, crème fraîche allégée.

À noter : il est conseillé de limiter les fritures à une fois par semaine (huile d'arachide ou huile pour friture) alors qu'on constate que beaucoup de personnes en consomment tous les jours et les associent dans le même repas : escalope panée et frites ou nuggets et frites !

Sucres et Produits sucrés

LE SUCRE EST UNE « DROGUE ». Le sucre est à l'origine du diabète. Le sucre est une cause majeure d'obésité. Le sucre est l'ennemi public numéro un. À la lumière des derniers avatars de la Recherche, on sait aujourd'hui que tout ceci est faux…

Celui que depuis toujours on appelle le sucre – qui sublime notre café ou la tarte de grand-mère –, celui que tous les gamins ont subtilisé dans les sucriers posés sur la table, se dénomme scientifiquement saccharose (qu'il soit blanc, brun ou cassonade). Mais il n'est pas le seul à offrir à nos papilles cette saveur si suave : le fructose (issu des fruits), le glucose (« carburant du cerveau »), issu de certains végétaux et fruits, le lactose (issu du lait) sont aussi des sucres dits, un peu trop hâtivement, « simples »[7].

On retrouve essentiellement le saccharose dans la grande famille des aliments sucrés. Citons pêle-mêle, la confiture, le miel, les pâtes de fruits, les bonbons et plus généralement la confiserie, les pâtisseries sans oublier la prolifique descendance de sa majesté le chocolat.

---

7 Il s'agit, en fait, de **monosaccharides**, (glucides constitués d'une molécule) par exemple, glucose, fructose, galactose et de **disaccharides**, (glucides constitués de deux molécules) par exemple : saccharose (une molécule de glucose et une de fructose), lactose (une molécule de glucose, une de galactose).

Un point commun réunit tous les membres de cette famille : leur attraction nommée désir. Ce sont en effet des aliments plaisir que l'on grignote volontiers en dehors des repas. C'est ainsi qu'ils vous invitent et vous poussent à accroître votre apport calorique de la journée. Et ce, d'autant plus s'ils contiennent aussi du gras : caramels, chocolats, barres, gâteaux etc.

Les produits sucrés sont-ils donc les ennemis de notre santé comme on le répète à l'envi ?

Tous les produits sucrés sont à mettre dans le même sac

✗ Non Cette croyance a beaucoup évolué depuis qu'on a découvert le concept de l'Index Glycémique (voir chapitre féculents).

En effet, la réponse glycémique à l'ingestion de saccharose dépend d'un ensemble de facteurs multiples : quantité et nature des glucides (simples ou complexes), forme de l'aliment (solide ou liquide), mode de préparation, de cuisson, et de consommation (au cours ou en dehors des repas), composition des aliments qui l'accompagnent (présence de fibres, de lipides, de protéines…). Ainsi, il vaut mieux manger un dessert sucré à la fin d'un repas (vidange gastrique plus longue) que de boire, en dehors des repas, un soda sucré ou de manger des bonbons dont le sucre est assimilé rapidement. En bref, le sucre ne peut poser de problème de santé que s'il est consommé isolément, en grande quantité.

Index Glycémique moyen de produits sucrés courants	
Glucose	100
Soda	100
Miel	93
Bonbons	70 à 78
Barres chocolat nougat caramel	70- 45
Saccharose	68

Confiture à la fraise	56
Marmelade d'orange	55
Confiture à l'abricot allégée en sucre	55
Chocolat blanc	44
Chocolat au lait	42
Chocolat noir	25
Fructose	19

Sources : Foster-Powell K, Holt S.HT, Brand-Miller J. International table of glycemic index and glycemic food values 2002 Am.J.Clin.Nutr.2002 ;76 :5-56

Les bébés naissent avec le goût « sucré »

✔ **Oui** Il est indéniable que les bébés éprouvent pour la saveur sucrée une attirance particulière. Ce goût est-il inné ou acquis ? Jacob Steiner puis Matty Chiva dans les années 1970-1980 ont montré que les bébés manifestent dès la naissance une attraction pour la saveur sucrée. Il faut noter que le liquide amniotique est sucré et qu'il nourrit le fœtus in utero. Inné veut dire présent à la naissance et pas génétiquement programmé. Mais le patrimoine génétique détermine les spécificités de la personne plus que ses préférences et ses rejets alimentaires.

Bonbon

Les bonbons font grossir

✘ **Oui** Mais ce n'est pas un bonbon qui fait grossir. Comme toujours, tout va dépendre de la répétitivité et du niveau des consommations. Un bonbon n'apporte pas beaucoup de calories et tout le monde aime ou a aimé en manger. Cependant 100 g de bonbons apportent 380 Kcal et 95 g de glucides, heureusement on en mange rarement de telles quantités !

Les bonbons sans sucres ne font pas grossir

Si Erreur fréquente. Les bonbons dits « sans sucres » sont faits à l'origine pour les diabétiques et pour éviter les caries dentaires. Le « sucre » de table ou saccharose est un sucre cariogène, on l'a remplacé par des sucres qui ne fermentent pas en bouche mais dans l'intestin. Les bonbons sans sucres contiennent donc des polyols dits sucres-alcools (mannitol, sorbitol, xylitol…) qui ont un pouvoir sucrant comparable à celui du saccharose. Ils apportent 2,4 kcal/g versus 4 kcal/g pour le saccharose, donc une quantité d'énergie moindre mais non nulle. Consommés en quantité excessive (plus de 30 g/jour), les polyols peuvent avoir des répercussions sur le fonctionnement intestinal : gaz, ballonnements, diarrhées.

Chocolat

Le chocolat donne la migraine

Non À ce jour rien ne permet de l'affirmer ! Même si le chocolat est souvent cité par les migraineux comme un facteur alimentaire déclenchant, des études scientifiques ont démontré le contraire. On a fait ingérer du chocolat à des patients migraineux, au moyen d'une sonde gastrique (dans l'estomac), sans qu'ils sachent le produit qu'ils ingéraient : aucune crise de migraine n'était observée.

La migraine n'est pas un banal mal de tête mais une maladie complexe due à un dérèglement de la commande neurologique agissant sur le calibre des vaisseaux sanguins du cerveau. Le chocolat contient des amines (vasodilatatrices) pouvant être mises en cause dans les migraines d'origine alimentaire : notamment de la tyramine, de la phénylalanine, de l'histamine, mais présentes en trop faible quantité pour déclencher, à elles seules, une crise migraineuse. D'autres facteurs concomitants peuvent intervenir : l'absorption de certains vins blancs et surtout des phénomènes de stress ou de contrariétés ou encore des facteurs hormonaux.

Que recouvrent ces noms barbares ?

Tyramine : dérivé d'un acide aminé, la tyrosine, peut libérer de l'histamine

Phénylalanine : acide aminé, utilisé par les neurones pour fabriquer des messagers chimiques du cerveau, qu'on appelle aussi neurotransmetteurs : ce sont la dopamine, la noradrénaline et l'adrénaline

Histamine : synthétisée à partir de l'histidine, joue un rôle important dans le déclenchement de l'intolérance et de l'allergie

Théobromine : alcaloïde stimulant de la même famille que la caféine

Polyphénols : tannins aux propriétés antioxydantes contribuant à prévenir cancers, maladies cardio-vasculaires…

La consommation de chocolat a un effet bénéfique sur le moral

✓ Oui Il est probable que ce rôle « chasse spleen » soit réel car le chocolat contient des substances, notamment le magnésium, qui en théorie présentent des propriétés pharmacologiques antidépressives. Il facilite la sécrétion de sérotonine et procure du plaisir. Le plaisir agit sur le stress. Le fait de croquer cet aliment « tabou » permet de se sentir mieux.

Considéré d'origine divine par les Mayas, associé aux rituels religieux des Aztèques, adopté par les Conquistadors, puis par les Cours royales d'Espagne et enfin de France au XVIIe siècle, le chocolat est alors baptisé « Nourriture des dieux » (*Theobroma cacao*, nom générique du cacaotier, composé des racines grecques *Theo* « dieu » et *broma* « nourriture »).

Le chocolat contient, à lui seul, 800 substances dont on ne connaît pas encore tous les effets !

Mais son influence sur le psychisme a été démontrée par plusieurs études :

- Action anxiolytique par ses glucides agissant sur la production de sérotonine cérébrale ;
- Action tonique et stimulante par ses alcaloïdes méthylxanthines, en particulier la caféine, la théophylline et la théobromine ;
- Antistress par le magnésium (206 mg/100 g pour le chocolat noir à 70 %) ;
- Euphorisant par l'anandamide dont les effets peuvent être comparés à ceux du cannabis ;
- Action antidépressive par la phényléthylamine (structure chimique proche des amphétamines).

Néanmoins, toutes ces substances psychoactives présentes dans le chocolat, le sont à de trop faibles doses pour avoir un réel effet psychotrope. Alors ? En fait, l'action bénéfique sur le psychisme du chocolat, tient plutôt à ses qualités organoleptiques. Cet aliment plaisir induit une sécrétion d'endorphines, molécules sources d'euphorie et de bien-être.

On a décrit des addictions au chocolat… en existe-t-il une ? La chocolatomanie n'est pas une toxicomanie au sens vrai du terme. Mais cette dépendance est sans doute due autant aux caractéristiques psychosensorielles du chocolat qu'aux substances plus « pharmacologiques » qu'il contient. En bref, manger du chocolat, c'est tout simplement se faire plaisir.

Le chocolat fait grossir

✓ Oui Si le chocolat est pris en quantité excessive en plus de la consommation habituelle, comme tout aliment gras et sucré, il peut contribuer à une prise de poids et en particulier chez les sujets souffrant de troubles – type boulimie – du comportement alimentaire (TCA).

✗ Non S'il est intégré en quantité modérée dans l'équilibre nutritionnel. Il est la touche de plaisir qui aide d'ailleurs à bien gérer son alimentation.

Des études épidémiologiques (notamment Contributions of confections to daily Nutritionnal intake in French Adults : association with relative Weight. S.Bertrais et coll. Poster at European Congress of Obesity. Anvers.2000) montrent que les consommateurs réguliers de chocolat ne souffrent pas plus de problèmes de surpoids que les personnes qui ne consomment pas ou rarement du chocolat.

Il est plus raisonnable de prendre le chocolat à la fin d'un repas plutôt que de façon isolée dans la journée. La réponse insulinique à la charge en sucre ne sera pas la même si l'estomac est plein ou s'il est vide. On sait que les grandes flèches d'insulinémie dans la journée favorisent la prise de poids. Préférez donc le chocolat au dessert, à la fin du repas, avec le café par exemple.

Le chocolat riche en cacao est moins gras

✗ Non Surprise ! Au contraire, il faut savoir que plus un chocolat contient de cacao, plus il est **gras** (à 86 % de cacao, il contient plus de 50 % de lipides).

Le cacao késako ?

Le chocolat est composé à partir de fèves de cacao qui sont torréfiées, décortiquées et dégermées puis broyées afin d'obtenir la **pâte de cacao**, matière première de tous les produits à base de cacao. La pâte contient de 45 % à 60 % de matière grasse. Le **beurre de cacao** provient de l'extraction partielle de la pâte de cacao. Le chocolat est un mélange constitué de pâte, de beurre de cacao et de sucre.

À noter : le beurre de cacao était auparavant la seule matière grasse végétale autorisée dans la fabrication du chocolat mais depuis 2003, la réglementation européenne a imposé une nouvelle directive permettant l'ajout d'autres matières grasses végétales dans la limite de 5 % du produit fini.

Chocolats – Valeur Nutritionnelle aux 100 g				
Marques	**Kcalories**	**Protéines**	**Glucides**	**Lipides**
Milka au lait	530	6,6 g	58,5 g	29,5 g
Côte d'Or Noir brut – dégustation 86 % de cacao	605	8,6 g	19,0 g	54,5 g
Côte d'Or Noir Intense – dégustation 70 % de cacao	590	7,0 g	30,0 g	49,0 g
Nestlé Crunch Lait – Riz	509	6,6 g	58,2 g	27,8 g
Nestlé fourré Cœur Nougat	519	6,8 g	58,1 g	28,8 g
Nestlé fourré Cœur Caramel Croquant Beurre Demi-Sel	524	6,2 g	59,2 g	29,1 g
Nestlé fourré Cœur de Pâte d'Amandes	502	7,0 g	51,4 g	29,8 g
Nestlé Galak	545	7,8 g	58,3 g	31,5 g
Nestlé Noir – Intense 70 %	559	8 g	30,7 g	44,9 g
Nestlé Noir – Éclat noir	523	7,7 g	39,1 g	37,3 g
Nestlé Noir Doux et Fondant – Éclat Noisette	570	8,8 g	32,7 g	44,9 g
Nestlé Dessert Noir	533	5,2 g	50,3 g	34,5 g
DIA Chocolat Noir Praliné aux éclats de noisettes caramélisées	550	6,9 g	51,5 g	35,1 g
DIA Sélection Noir aux éclats de fèves de caco caramélisées	539	10,8 g	39,4 g	37,6 g
Menier Pâtissier	495	6,2 g	53	28,7 g
Poulain Ligne gourmande noir 70 % de cacao	510	7,1 g	33,9 g	43,6 g
Vivis au fructose Extrafin – Noir	554	10 g	36 g	40 g

Sources : étiquetage 2009

Le chocolat allégé ne fait pas grossir

✔ **Si** Le chocolat étant essentiellement composé de cacao (dont le beurre de cacao) et de sucre, s'il se dit allégé ou light, il l'est généralement sur le plan des sucres mais dans ce cas, il est plus riche en graisses : le chocolat habituel, à croquer, apporte environ 35 % de matières grasses et le light environ… 43 % à 44 % !

En plus, l'Index Glycémique du chocolat sans sucres ajoutés et contenant des polyols et de l'aspartame est supérieur à celui du chocolat noir : 35-45 versus 25.

Le chocolat constipe

✘ **Non** Et c'est pourtant une idée reçue largement répandue. Toutes les variétés de chocolat contiennent des fibres ; et en particulier le chocolat noir (70 % de cacao) est riche en fibres : 10,9 g/100 g, c'est-à-dire deux fois plus que le pain complet (5,3 g/100 g) ou le pain aux céréales (5,5 g/100 g) !

Les fibres du chocolat sont composées pour un quart de fibres solubles et trois quarts de fibres insolubles. D'autre part, certains polyphénols (tannins) et plus spécialement les procyanidines dégradées par la microflore colique, stimulent la contractilité des muscles lisses des parois intestinales.

Le chocolat provoque des allergies

✔ **Oui** et ✘ **Non** Il faut déjà distinguer l'allergie vraie qui fait appel à des mécanismes immunologiques et l'intolérance alimentaire.

Le chocolat est classé dans les allergènes rares (0,8 %) selon la classification de l'allergologue D. Moneret Vautrin qui a publié de nombreux travaux sur le sujet.

Mais chez des personnes déjà allergiques souffrant d'asthme, de rhinite ou d'urticaire, le chocolat peut être un des facteurs déclenchants incriminés : il contient de la tyramine et d'autres substances telles que la phénylalanine et la théobromine pouvant majorer les symptômes déclenchés par l'histamine.

D'autre part, l'influence d'autres ingrédients potentiellement allergènes présents dans le chocolat (lait, noisettes, amandes, noix de coco...) peuvent accentuer ces effets.

Le chocolat est déconseillé aux sujets souffrant de calculs

✓ Oui Car le chocolat contient de l'acide oxalique et de l'acide urique, éléments incriminés dans certaines formes de lithiase (calculs) urinaire.

Il est également déconseillé aux sujets qui souffrent de lithiase biliaire (les lipides favorisant la contraction vésiculaire).

Le chocolat est indigeste

✓ Oui Si les sujets souffrent de reflux gastro-œsophagien, en effet, la caféine, la théobromine et la théophylline du chocolat abaissent le tonus du cardia, sphincter inférieur de l'œsophage.

✗ Non, si le chocolat est d'excellente qualité et si on ne le déguste pas après un repas trop gras et copieux (repas de fête par exemple).

Le chocolat peut augmenter le taux de cholestérol sanguin

✗ Non L'impact d'un aliment sur le taux de cholestérol sanguin dépend de la qualité de ses acides gras. Et le cholestérol d'origine alimentaire n'interfère que pour 25 % sur ce taux.

La composition en acides gras (AG) du beurre de cacao du chocolat est la suivante :

- 62 % d'acides gras saturés dont 34 % d'acide stéarique et 28 % d'acide palmitique ;
- 35 % d'acides gras mono-insaturés (surtout l'acide oléique) ;
- 3 % d'acides gras polyinsaturés.

Mais, parmi les acides gras saturés, l'acide stéarique, après digestion, se transforme en acide oléique, acide gras mono-insaturé neutre vis-à-vis du taux de cholestérol sanguin.

Le beurre de cacao ne modifierait donc pas le « mauvais cholestérol » (LDL), mais augmenterait le « bon » cholestérol (HDL).

D'autre part, les polyphénols du chocolat auraient une action vasodilatatrice, hypotensive et protectrice cardio-vasculaire.

Cependant, si la consommation de chocolat se surajoute à l'alimentation habituelle, l'apport en lipides et en calories alourdit la note énergétique et c'est cet excès qui pourrait participer à la montée du cholestérol sanguin.

Les diabétiques ne doivent pas manger de chocolat

✔ **Si** Contrairement à une idée reçue tenace, le chocolat est tout à fait permis *en petite quantité* aux diabétiques. Le chocolat surtout noir (par exemple à 70 % de cacao) a un Index Glycémique bas (25) et n'augmente pas brutalement la glycémie. Et ses polyphénols lui confèrent des propriétés antioxydantes protectrices cardio-vasculaires.

À noter : dans certains chocolats dits de régime, on remplace le saccharose par du fructose dont l'Index Glycémique est certes bas, mais qui augmenterait, par un mécanisme physiologique complexe, le taux de triglycérides du sang et la résistance à l'insuline.

Le chocolat noir est moins calorique que le chocolat au lait

✗ Non Tous les chocolats ont à peu près la même valeur énergétique et le chocolat noir n'est pas moins calorique que le chocolat au lait, mais il est paradoxalement plus gras et moins riche en sucres comme en témoigne le tableau suivant :

Chocolat noir – Analyse nutritionnelle pour 100 g					
	Énergie	**Protéines**	**Glucides**	**Lipides**	**Fibres**
Noir Dessert 40 % cacao minimum	498 kcal	6,4 g	49,6 g	30,4 g	7,4 g
Noir 70 % cacao	545 kcal	8,1 g	33 g	42,3 g	10,9 g
Noir 85 % cacao	565 kcal	9,7 g	19,1 g	50,2 g	9,3 g
Au lait	547 kcal	7 g	57,5 g	32,1 g	2,1 g
Blanc	545 kcal	7 g	57,7 g	31,8 g	0,4 g

Sources : CIQUAL-AFSSA 2008

Le chocolat au lait contient plus de calcium que le chocolat noir

✓ Oui C'est logique. Le chocolat au lait apporte 200 mg de calcium/100 g versus 60 mg pour le chocolat noir à 70 % de cacao. Il faut aussi souligner que le chocolat blanc en est encore plus riche avec une teneur située à 257 mg/100 g. Par contre, le taux de magnésium est plus important dans le chocolat noir : 206 mg/100 g 206 mg/100 g au lieu de 58 mg pour le chocolat au lait et encore moins dans le chocolat blanc : 27 mg/100 g.

Chocolat au lait – Valeur nutritionnelle pour 100 g			
	Calcium	**Magnésium**	**Potassium**
Chocolat noir 70 % de cacao	60 mg	206 mg	727 mg
Chocolat au lait	202 mg	58 mg	251 mg
Chocolat blanc	257 mg	27 mg	350 mg

Sources : CIQUAL-AFSSA 2008

Chewing-gum

Les chewing-gums et les bonbons sans sucres sont vraiment « sans sucres »

✓ Oui et **✗ Non** Ils ne contiennent pas de mono et disaccharides (définition réglementaire des sucres), par contre ils contiennent d'autres glucides. Les chewing-gums sans sucres contiennent des polyols dits sucres-alcools (mannitol, sorbitol, xylitol…) qui ont un pouvoir sucrant comparable à celui du saccharose. Ils apportent 2,4 kcal/g versus 4 kcal/g pour le saccharose. Consommés en quantité excessive (plus de 30 g/jour), les polyols peuvent avoir des répercussions sur le fonctionnement du système digestif : gaz, ballonnements, diarrhées. Le chewing-gum sans sucres aurait l'avantage de ne pas favoriser les caries dentaires. Mâcher un tel chewing-gum après le repas n'est pas inutile si l'on ne peut pas se brosser les dents.

Confiture

Il y a des vitamines dans la confiture

✗ Non Les vitamines des fruits ne résistent pas à la cuisson dans du sucre et à une chaleur élevée. Mais les minéraux demeurent (surtout le potassium) ainsi que les pectines, fibres solubles des fruits tels que les fraises, les framboises, les coings…

On peut manger sans restriction des confitures allégées

✗ Non Il est vrai que ce sont des confitures à teneur réduite en sucres de 25 à 30 % et augmentées en fruits. Elles sont donc beaucoup moins caloriques : 130 à 190 calories/100 g au lieu de 265.

Les confitures allégées doivent contenir réglementairement 42 % à 45 % de sucres après cuisson et 50 g de fruits minimum mis avant cuisson. Un épaississant y est ajouté : pectine ou carraghénates.

Le piège est d'en manger deux fois plus sous prétexte qu'elles sont allégées.

Confitures allégées – Valeur nutritionnelle pour 100 g		
	Kcalories	Glucides
Confipote fraise	168	41 g
Confipote abricot	166	40 g
Allégée Andros pêche ou framboise	167	41 g
Allégée Bonne Maman	190	46 g
Allégée Leader Price	185	45 g
Allégée Céreal	130	32 g
Allégée Vivis	130	32 g
GlucoRegul Gerblé abricot	80	18 g dont polyols 8,9 g
Confiture habituelle (moyenne)	245	60 g

Sources : étiquetage et CIQUAL-AFSSA 2008

Fructose

Le fructose est bon pour les diabétiques

✗ Non Même si cela peut paraître un paradoxe puisque c'est le sucre contenu dans les fruits, aliments santé par excellence !

Selon des travaux récents, le fructose aurait des effets délétères sur la santé : augmentation du poids et résistance à l'insuline ; le sirop de glucose-fructose ajouté dans les produits pèserait sur l'augmentation des triglycérides du sang et, sans doute, sur l'apparition d'un surpoids. **La confiture au fructose n'est donc pas bonne pour les diabétiques, contrairement à une idée très répandue.**

Miel

Le miel est meilleur que le sucre pour la santé

✗ Non Le miel c'est avant tout du sucre : 75 g de glucides/100 g, le reste étant essentiellement de l'eau. Avec 300 kcalories/100 g, le miel, comme le sucre, est un concentré d'énergie.

Mais, le miel contenant de l'acide formique peut se révéler efficace pour soigner un rhume. En effet, il empêcherait les bactéries de se fixer et de proliférer. Il aurait également une action contre les maux de gorge et la toux en fluidifiant le mucus. D'où le succès des pastilles adoucissantes au miel.

Pâtes à tartiner

Les pâtes à tartiner sont bonnes pour la croissance

✗ Non Les arguments marketing tendent à laisser croire que les pâtes à tartiner sont préparées uniquement à partir de lait, chocolat, noisettes. Ce n'est pas le cas puisqu'elles contiennent du sucre en proportions variables et souvent de l'huile de palme (teneur élevée en acides gras saturés défavorables à la santé cardio-vasculaire). Il est bien préférable de prendre celles qui contiennent des mélanges d'huile de tournesol et de colza, sources d'oméga-6 et 3. Elles contiennent selon leur composition (noisettes notamment 12 à 13 % en moyenne), calcium, potassium, magnésium et vitamine E.

Pâte à tartiner – Valeur nutritionnelle

	Kcalories	Protéines	Glucides	Lipides
Pâte à tartiner chocolat et noisette	510	5,28 g	57,1 g dont sucres 56,5 g	21,9 g

Sources : CIQUAL-AFSSA 2008

Pâtisseries

Les pâtisseries sont à éviter

✔ Oui et **✘ Non** Pas si simple de répondre à cette idée reçue, car il existe aujourd'hui une multitude de variétés dans lesquelles il est difficile de se repérer.

La consommation des pâtisseries n'est pas à exclure mais à « gérer » : faites-vous plaisir avec des gâteaux dans les occasions festives si le menu n'est pas trop riche par ailleurs, par exemple crustacés plutôt que foie gras en entrée et volaille peu grasse accompagnée de légumes en oubliant le plateau de fromages !

Quant aux tartes aux fruits (compote et fruits) ou entremets aux fruits, flan ou crêpe, ils peuvent figurer à notre menu environ une fois par semaine.

Et bien sûr, les pâtisseries maison confectionnées avec peu de matières grasses et de sucre sont à privilégier !

Enfin, les portions peuvent varier selon le choix et la quantité de pâte mise en œuvre, les ingrédients ajoutés (exemple pâte d'amandes, crème pâtissière), le type de moule etc.

Pâtisserie – Valeur nutritionnelle moyenne exprimée en grammes par 100 g				
Type	**Kcalories**	**Protéines**	**Glucides**	**Lipides**
Galette des rois à la frangipane	484	6,6 g	47,2 g	29,9 g
Brownie au chocolat	444	6,3 g	47,9 g	25,3 g
Quatre-quarts	437	6,3 g	48,5 g	24,2 g
Crêpe au froment sucrée	334	6,3 g	61,5 g	7 g
Tarte aux pommes	271	4,2 g	37,4 g	11,6 g
Crumble aux pommes	223	2,7 g	32,8 g	9 g
Gâteau au fromage blanc	217	8,4 g	34 g	5,3 g
Flan pâtissier	201	4,2 g	27,9 g	12,1 g

Sources : CIQUAL-AFSSA 2008

Saccharose

Le saccharose, notre sucre de table, apporte des « calories vides »

Ce terme signifie qu'un aliment apporte de l'énergie avec un accompagnement très faible ou nul en nutriments tels que les fibres, les minéraux, les vitamines…

On peut donc répondre **✗ Non**, car le sucre n'est en général jamais consommé seul, il sert à sucrer d'autres aliments, qui eux apportent d'autres nutriments.

À une nuance près : les bonbons et autres confiseries à base exclusive de sucre sont à consommer avec modération. Ils sont souvent pris hors repas et le sucre qu'ils contiennent est vite assimilé et peut engendrer une montée de glycémie et être ainsi responsable de fringales surtout si les quantités absorbées sont importantes et prises loin des repas.

Le sucre de canne est mieux que le sucre de betterave

✗ Non C'est un « vieux serpent de mer » ! Qu'il soit de canne ou de betterave, il est toujours formé d'une molécule de glucose et une de fructose. C'est du sucre blanc, d'origine naturelle et de composition identique.

Le sucre roux est meilleur pour la santé que le sucre blanc

✗ Non C'est faux, même si on surfe sur la vague du « plus naturel » ! Quand on fait fondre les pains de sucre, on récupère le sirop. Ce sirop est ensuite filtré pour faire du sucre blanc et les résidus sont utilisés pour certaines confiseries. Quant au sucre roux, les impuretés ne modifient en rien sa valeur nutritionnelle : sa composition est identique au sucre blanc. La cassonade est de composition similaire, mis à part quelques traces infimes de minéraux et vitamines. En revanche, certains préfèrent le sucre roux ou la cassonade en matière de papilles !

Le sucre « appelle » le sucre

✔ **Oui** En effet, à la suite d'une ingestion massive (épreuve d'hyperglycémie provoquée) de sucre, le pancréas fabrique de l'insuline pour faire redescendre le taux de sucre dans le sang. Cette chute brutale provoque une hypoglycémie. En état de manque, l'organisme est à la recherche de nouveaux produits sucrés.

✘ **Non** Si l'on a pu dire aussi que la consommation de produits au goût sucré entretenait le goût pour le sucré, les études scientifiques ne confirment pas ce concept.

Manger du sucre donne le diabète

✘ **Non** Difficile à admettre mais cette assertion est une erreur ! D'un point de vue scientifique, le lien direct entre la consommation de sucre et la prévalence du diabète n'est pas établi. Le diabète est une maladie métabolique et ce n'est pas parce qu'on mange très sucré que l'on devient diabétique. Une régulation se fait grâce à une hormone : l'insuline. La consommation de produits sucrés fait augmenter le taux de sucre dans le sang (la glycémie) et chez le sujet sain, cette augmentation est normale et temporaire car l'insuline va être sécrétée et faire son travail afin de maintenir le taux de sucre sanguin autour d'un gramme par litre.

Plusieurs chercheurs se sont penchés sur la question, dont un panel d'experts mandatés par l'Agence Française de Sécurité Sanitaire des Aliments (AFSSA). Ces experts, dont le rapport *Glucides et santé* a été publié en octobre 2004, ont analysé tant des études épidémiologiques que des essais cliniques. Leur constat : l'ensemble de ces données ne permet pas d'établir un lien clair entre la consommation de glucides simples et l'incidence de diabète de type 2.

Mais, en cas de surpoids ou d'obésité, les cellules obéissent moins bien à l'insuline et le glucose reste dans le sang. Le pancréas réagit alors et secrète davantage d'insuline et finit par s'épuiser au fil des ans chez des sujets prédisposés génétiquement. Le diabète peut s'installer alors chez environ 30 % des personnes en surpoids. Le sucre en excès ne présentera pas le même danger selon les individus : les antécédents familiaux de diabète (il existe des facteurs génétiques de prédisposition) et le surpoids devraient servir d'alerte et moduler notre mode de vie. L'alimentation et l'activité physique joueront un rôle important car l'environnement intervient dans le déclenchement de la maladie.

Le sucre entraîne l'obésité

✓ Oui et ✗ Non ! Tout va dépendre des quantités ingérées et de l'activité physique. En tout cas, ce n'est pas si sûr, car les études sont contradictoires : dans l'étude Carmen (Carbohydrate Management in European Nationals Diets) parue dans *l'International Journal of Obesity* 2000 réalisée dans 5 centres européens, on constate qu'un régime appauvri en graisses et enrichi en glucides, sans restriction calorique a permis l'obtention, en 6 mois, d'une perte de poids modeste mais significative. Et une autre étude menée dans deux communes du Nord de la France (Fleurbaix et Laventie) avec le sigle Ville Santé a permis de suivre 2 500 personnes de 7 à 77 ans pendant quinze ans (1992 à 2007). Les plus forts consommateurs adultes de sucre ont un Indice de Masse Corporelle (IMC) en moyenne plus faible que celui des adultes qui en consomment le moins !

Dans certains pays (Angleterre, Irlande, Australie et Nouvelle-Zélande) où des données assez complètes existent sur la prise de sucres, plusieurs études ne révèlent pas de lien entre sucre et poids.

Mais la prudence est de règle sur la prise de sucres qui doit rester à 10 % des calories totales ingérées dans la journée. Si l'on dépasse des limites raisonnables et que l'on consomme des produits sucrés (souvent gras) en dehors des repas, la note calorique est alourdie et prédispose au surpoids.

Le sucre donne des caries

✔ **Oui** Les glucides, qu'ils soient simples ou complexes, sont fermentés par les bactéries de la flore buccale. Leur pouvoir cariogène se révèle à des degrés variables : le saccharose est plus cariogène que le glucose lui-même plus cariogène que le lactose et l'amidon cuit.

La prévalence des caries dentaires diminue grâce au brossage régulier des dents avec des pâtes dentifrices fluorées. En termes de potentiel cariogène, il faut rappeler que la fréquence de consommation importe encore plus que la quantité de glucides.

Le sirop d'agave est meilleur pour la santé que le sucre

✘ **Non** C'est un sirop élaboré à partir du jus d'un cactus : « l'agave », d'un goût discret et agréable (315 kcalories pour 100 g). Le sirop d'agave est composé principalement de fructose et de glucose en proportion variable (environ 75 %) selon l'espèce et la maturité des agaves utilisées. Mais sa valeur nutritionnelle est comparable à celle du fructose avec les mêmes effets délétères sur la santé : augmentation du poids et résistance à l'insuline.

Le pollen apporte des vitamines et renforce l'immunité

✘ **Non** Le pollen n'apporte pas de vitamines. On y trouve à peine quelques polyphénols antioxydants. Un effet bénéfique sur les tumeurs de la prostate aurait été observé. On prête au pollen un ensemble de vertus mais, à ce jour, rien de scientifique n'a été décelé dans le pollen et pourtant les produits à base de pollen se vendent bien. Ils ne peuvent pas faire de mal en tout cas (sauf en cas d'allergie) !

Les apiculteurs ramassent le pollen dans des « trappes à pollen » qui sont placées à l'entrée des ruches, et qui permettent de recueillir en quantités importantes le pollen de fleurs récolté par les abeilles.

Comme celles-ci y ajoutent diverses substances, dont des enzymes, on l'appelle « pollen d'abeilles » pour le distinguer du pollen qui serait cueilli directement des fleurs. Le pollen présent dans l'air est à l'origine du rhume des foins (rhinite allergique saisonnière).

À noter : les personnes allergiques au pollen ou aux produits de la ruche ne devraient jamais prendre de pollen d'abeilles à cause du risque de réactions graves. Certains experts déconseillent complètement la consommation de pollen à cause de son fort potentiel allergène. Aucune recherche, à ce jour, n'a établi que son usage était sécuritaire.

La gelée royale aide à combattre les affections ORL

✗ Non On lui prête des pouvoirs antibactériens, antiviraux, anti-inflammatoires, antifatigue, anti-ostéoporose, anticancers, anti-cholestérol. Très peu d'études scientifiques rigoureuses existent quant à l'action de la gelée royale chez l'homme. On dispose surtout d'essais in vitro et sur les animaux. Les données actuelles sont insuffisantes pour attribuer une quelconque efficacité à ce produit. Ce sont surtout les producteurs (et certains journalistes) qui véhiculent ces rumeurs. La FDA américaine (Food and Drug Administration) a dû sévir plusieurs fois au cours de la dernière décennie pour ramener à l'ordre les fabricants et les distributeurs de gelée royale, plusieurs d'entre eux continuant à faire des affirmations publicitaires non fondées au sujet des vertus de leur produit.

La gelée royale est une substance laiteuse et gélatineuse sécrétée par les glandes pharyngiennes des jeunes abeilles nourricières. Elle est destinée à l'alimentation des larves au premier stade de leur développement et constitue le régime alimentaire exclusif des reines durant toute leur existence. Elle contient environ 65 % d'eau et de nombreuses autres substances : des glucides, essentiellement du fructose et du glucose (15 %), des protéines (13 %), des acides gras (4 %), des minéraux. Elle est ainsi nommée le « lait des abeilles ».

Super pour les abeilles !

La gelée royale est relativement riche en vitamines B1 et B5. L'ensemble constitue un concentré nutritif très riche qui permet une croissance rapide des larves d'abeilles. On attribue en partie à la gelée royale le fait que la reine, qui s'en nourrit exclusivement, soit beaucoup plus grosse que les autres abeilles et qu'elle vive cinq ou six ans tandis que la vie active des ouvrières ne dépasse guère les 45 jours.

À noter : des personnes allergiques au miel, au pollen, aux piqûres d'abeilles et aux plantes de la famille des composées (marguerite, échinacée, pissenlit, etc.) pourraient également l'être à la gelée royale. De même, on a rapporté plusieurs réactions allergiques et anaphylactiques à la gelée royale chez des sujets souffrant d'asthme ou d'eczéma atopique.

Les Édulcorants

ILS ONT ÉTÉ SOUVENT MONTRÉS DU DOIGT. Pourtant, dans l'état actuel des connaissances, et jusqu'à preuve du contraire, ces « faux sucres » ne posent pas de problème pour la santé. Pour autant qu'ils aient été blanchis des accusations polémiques et excessives subtilement initiées par de très vraisemblables « chevaliers noirs ». Et à condition bien sûr, d'être utilisés aux concentrations normales et réglementées. Mais après tout, l'adage voulant que « seule la dose fait le poison » n'est-il pas le point commun de presque tous les aliments même naturels ?

Ils sucrent moins que le vrai sucre

✗ Non Leur pouvoir sucrant est très élevé.

Il existe deux grandes familles d'édulcorants dont les spécificités sont différentes :

1. les édulcorants dits « intenses ». Ils sont acaloriques aux doses utilisées. On ne l'imagine pas, mais la plupart d'entre eux offrent un pouvoir sucrant considérablement supérieur à celui du sucre, de 100 à 600 fois plus, voire davantage ! Ils ne modifient pas la glycémie et ne déclenchent pas de sécrétion insulinémique. Ils

sont utilisés comme édulcorants de table et surtout dans les boissons et les produits laitiers…

Ils s'appellent : aspartame, cyclamates, acésulfame K, et les nouveaux venus, sucralose, thaumatine, twinsweet, néotame.

2 les édulcorants dits « massiques ou de charge » ou polyols : sorbitol, mannitol, isomalt, maltitol… Ils apportent une saveur sucrée plus ou moins subtile, plus ou moins prononcée, mais aussi une certaine texture bienvenue dans l'agroalimentaire. Eux ne sont pas acaloriques, néanmoins ils contiennent nettement moins de calories que le saccharose (2 à 2,6 kcal/g contre 4). Ils sont utilisés dans les bonbons, les biscuits et les chewing-gums (dits sans sucre) et dans certains chocolats ; ils ne donnent pas de caries, modifient peu la glycémie et peuvent être utilisés dans une certaine limite car une consommation trop élevée – plus de 20 g/jour – peut entraîner des troubles intestinaux (gaz, diarrhées).

Les édulcorants donnent envie de sucre

✗ Non Il circule une rumeur récurrente en forme de paradoxe selon laquelle en absorbant un édulcorant, on leurre le pancréas qui va sécréter de l'insuline comme avec une prise de sucre, et que, du coup, le corps réclamerait du sucre : l'édulcoré appellerait le sucre ! L'idée que les édulcorants stimulent l'appétit et la consommation alimentaire n'a pas été confirmée par les travaux de recherche aussi bien en laboratoire que sur le terrain. Le fameux « paradoxe » ne repose sur aucune donnée scientifique. Les boissons édulcorées constituent une alternative de choix aux boissons sucrées, notamment pour les consommateurs qui souhaitent réduire leurs apports en sucre.

Les édulcorants aident à maigrir

✔ **Oui** Une observation de plus en plus admise montre que le remplacement des sucres par des édulcorants intenses peut entraîner une diminution de la ration énergétique d'environ 10 %. Une récente méta-analyse (Hunty and all. 2006) regroupant 16 études contrôlées (avec groupe témoin et groupe expérimental) confirme ce fait.

Mais, la perte de poids ne peut être obtenue sans revoir l'ensemble de l'équilibre alimentaire. Une économie d'apports énergétiques grâce aux édulcorants est donc possible à condition que leur utilisation s'inscrive dans cette démarche. Lors des entretiens de Bichat de 2006, France Bellisle, chercheuse au CRNH Île de France, a démontré implicitement que, pour tendre vers la vérité, il fallait, là comme ailleurs, poser les bonnes questions : les personnes ayant tendance à grossir sont-elles plus prédisposées à utiliser des édulcorants ? Auraient-elles grossi encore davantage si elles avaient consommé des produits sucrés ? Vont-elles réellement maigrir si elles remplacent le sucre par des édulcorants ?

Tout dépend des individus et des aliments. Changer le sucre par un édulcorant peut modifier la densité énergétique de manière très différente selon que l'aliment en question est essentiellement composé d'eau, comme les sodas (différence potentiellement importante), de protides ou de glucides (peu de différence) ou de lipides (la densité énergétique peut augmenter). Ainsi des biscuits ou des chocolats allégés en sucre sont parfois plus riches en lipides que les produits de référence donc plus caloriques !

Au consommateur de consulter, plus que jamais, les étiquettes.

Il n'y a donc pas d'effet magique ou automatique des édulcorants sur le poids et le simple fait d'intégrer des produits édulcorés ne suffit pas à contrecarrer les conséquences d'une alimentation surabondante.

Pas de limites à la consommation d'édulcorants !

✓ Si Leur utilisation en tant qu'additif est réglementée : pour l'aspartam, le plus connu d'entre eux, la Dose Journalière Admissible (DJA) a été fixée à 40 mg/kg/jour ; dans les sodas light, son taux est limité à 600 mg/litre. Ainsi, pour atteindre cette DJA, une femme de 60 kg devrait boire 6 litres de boisson « light » ou consommer 120 sucrettes dans une journée. On peut aussi citer pour les cyclamates une DJA en Europe située à 7 mg/kg/jour et pour l'acésulfame K à 9 mg/kg/jour.

Quant à la saccharine, le premier des édulcorants à avoir connu l'industrialisation, sa DJA est de 5 mg/kg/jour. Mais elle est peu utilisée aujourd'hui en raison de son arrière-goût persistant. Et elle doit être supprimée aux femmes enceintes, car elle passe le placenta et des formes mal purifiées ont pu être tératogènes chez la souris.

On ne peut pas utiliser les édulcorants en cuisson

✓ Oui **et** **✗ Non** L'aspartame supporte mal la cuisson à haute température par exemple au four et peut y perdre son goût sucré. L'acésulfame K, le cyclamate de sodium ou d'ammonium et le sucralose ont les mêmes caractéristiques que l'aspartam mais, eux, sont stables aux hautes températures et supportent donc bien la cuisson.

Aspartam

L'aspartam donne le cancer

✗ Non **Absolument pas prouvé.** L'aspartam a eu beaucoup de « contradicteurs », et, de ce fait, a dû encaisser de nombreuses estocades. La plus violente de ces accusations remonte à 2005. Des chercheurs de l'université de Bologne affirment alors dans une retentissante conférence de presse reprise par les télévisions et la presse internationales que l'aspartame serait potentiellement responsable de différents types de cancer : leucémie et lymphome chez le rat. De quoi affoler des centaines de millions de consommateurs.

Mais en Europe, l'Autorité Européenne de Sécurité des Aliments (EFSA) décide de procéder à une évaluation minutieuse de la méthodologie et des données de l'étude italienne, en concertation avec d'autres autorités sanitaires internationales. Après plusieurs mois de travail, les conclusions tombent en mai 2006, surprenantes. Très schématiquement :

1. les lymphomes et les leucémies constatés uniquement chez les rats femelles seraient davantage liés à l'existence d'une maladie inflammatoire chronique chez tous les rats traités, qu'à l'ingestion d'aspartame ;
2. l'étude ne retient pas de relation dose-effet ;
3. les quantités d'aspartame administrées aux rats sont extrêmement élevées (5 000 mg/kg/jour !) ;
4. des incertitudes subsistent quant aux diagnostics de certaines tumeurs identifiées par l'étude.

Du coup, l'EFSA décide de ne pas revoir la DJA de l'aspartame et s'en tient aux conclusions de l'Institut National du Cancer aux États-Unis : en effet, suite à une étude épidémiologique menée auprès de 560 000 personnes, les chercheurs américains n'ont pu établir de relation entre la consommation d'aspartame et l'augmentation de risque de cancer du sang et du cerveau. En bref, l'aspartam est à nouveau « blanchi ». Pour combien de temps ?

Aucun danger avec l'aspartam

✔ **Si** Il existe une maladie rare et génétique, la phénylcétonurie, qui provoque une dangereuse accumulation dans l'organisme de phénylalanine (acide aminé, constituant de base des protéines). Or, il se trouve que l'aspartam est un mélange de deux acides aminés : l'acide aspartique et justement la phénylalanine.

Il faut savoir néanmoins que l'aspartame n'est qu'une source minime de phénylalanine alimentaire. Ainsi, une canette de boisson light (33 cl) qui contiendrait la quantité maximum d'aspartame autorisée par la réglementation européenne (600 mg/l), apporterait 22 fois moins de phénylalanine que 100 grammes de fromage type gouda, 14 fois moins que 100 grammes de cacahuètes, ou 4,5 fois moins que 100 grammes de pain blanc. Cet acide aminé est, en effet, présent à l'état naturel dans de nombreux aliments.

À noter : par précaution, tout produit contenant de l'aspartam porte obligatoirement une mention spéciale à cet effet et « la substance à éviter » est ici bien identifiée, beaucoup plus qu'elle ne l'est dans les autres aliments (par exemple, la banane qui en contient).

Combien de mg d'aspartam dans les produits de consommation courante ?

- 1 sucrette = 22 % d'aspartame. La gélule pèse 85 mg donc cela donne 18,7 mg mg d'aspartam pour un comprimé.
- 1 canette (33 cl) de Coca light = 79,2 mg d'aspartame
- 1 litre de Coca light = 240 mg
- 1 litre de Fanta orange-pêche = 87 mg
- 1 litre de Fanta Free pomme-citron vert = 234 mg
- 1 litre de Nestea light pêche blanche = 120 mg
- 1 litre de Fresh mix framboise pamplemousse rose = 94 mg
- 1 litre de Sprite Free = 234 mg
- Actimel aux fruits : 0,01 % d'aspartame soit 10 mg pour un pot de 100 g
- Yaourt Taillefine fruits : 0,01 % d'aspartame soit 12,5 mg pour un pot de 125 g

Sources : étiquetage

Les Boissons

Les eaux

L'EAU EST LA SEULE BOISSON INDISPENSABLE, elle imbibe tous nos tissus et l'homme ne peut pas vivre sans. Elle est essentielle à la vie et à son maintien. Toutes les réactions de notre organisme se font en milieu aqueux, l'eau sert à éliminer les substances toxiques du corps, à réguler la température de celui-ci.

Les eaux aromatisées sont sans sucres

✗ Non Il faut être vigilant. Les premières eaux aromatisées étaient sans sucres et édulcorées. À présent coexistent sur le marché des eaux aromatisées de toutes sortes. Certaines sont édulcorées (acésulfame K, aspartam ou sucralose), d'autres contiennent un peu de sucre, ou des arômes naturels de fruits seuls. Ces eaux sont très prisées quand il fait chaud et sont toujours moins sucrées que les sodas (mis à part les « light »).

Eaux – Teneur en Kcalories et glucides		
Marque (pour un litre)	**Kcalories**	**Glucides**
Contrex saveur mûre-framboise	0,3	0
Contrex saveur pêche blanche-abricot	0,4	0
Contrex saveur citron-citron vert	0,9	0
Contrex saveur fruits exotiques	0,7	0
Perrier saveur citron	0,4	0
Perrier saveur citron vert	0,4	0
Salvetat – citron-citron vert	0	0
Salvetat – pêche	0	0
Salvetat – menthe	0	0
Salvetat – agrumes	0	0
Taillefine – ananas-papaye	0	0
Taillefine – fraise-framboise	0	0
Taillefine – pamplemousse-thé vert	0	0
Taillefine Fiz agrumes	29	6 g
Vittel Énergie+	230	55 g
Vittel Fruits	160	40 g
Volvic – touche de fruit	50 à 120	10 à 27 g
Volvic – zest	30	5 g
Volvic – thé vert menthe	150	37 g

L'eau du robinet n'est pas bonne pour la santé

✗ Non L'eau du robinet est excellente en France, d'une très bonne qualité nutritionnelle et d'un coût plus que modique[8]. C'est un des produits alimentaires les plus surveillés. Le seul argument qui peut laisser choisir une eau en bouteille est le problème du goût qui laisse parfois à désirer dans certains réseaux de distribution (odeur chlorée). Sur le plan sanitaire, l'eau distribuée au robinet est

8 boire de l'eau du robinet pendant un an ne coûte pas plus de 2 €

d'une qualité bactériologique très contrôlée : les contrôles sont fréquents et rigoureux et les accidents de production sont rares. Une réglementation définit les limites des paramètres chimiques et microbiens de potabilité. La qualité bactériologique est obtenue par désinfection (charbon actif, ozone, chlore...). La minéralisation de l'eau du robinet n'est jamais excessive et doit être inférieure à 1 500 mg de résidu sec par litre comme beaucoup d'eaux faiblement minéralisées en bouteille.

Pour connaître la composition de votre eau du robinet, il suffit d'un coup de fil à la mairie ou à la société des eaux. Il est toujours utile de consulter les analyses d'eau de la commune. Il n'y a pas de problème en général dans les grandes villes mais **il peut y en avoir dans certaines régions agricoles.**

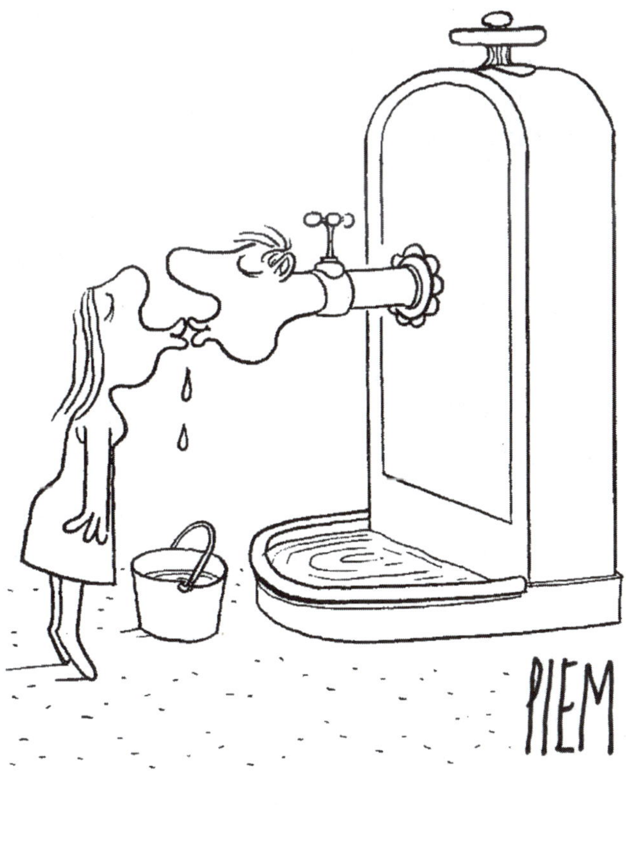

Contamination chimique ?

On évoque parfois l'argument de la pollution chimique de l'eau de distribution publique au robinet via des nitrates, de l'aluminium et des pesticides, surtout dans les régions très agricoles. De possibles contaminations peuvent provenir des nappes souterraines ou d'un incident de parcours de l'eau dans les canalisations. En réalité, les teneurs maximales sont bien établies, rarement dépassées et sans effet démontré sur la santé humaine.

Un argument souvent avancé est l'excès de nitrates, conduisant à la surenchère du « zéro nitrate » sur l'étiquette de certaines bouteilles. Il s'agit d'une idée reçue car mis à part une maladie des nourrissons (méthémoglobinémie), les nitrates sont inoffensifs même à des teneurs supérieures à la limite réglementaire de 50 mg par litre (tolérance jusqu'à 100 mg par litre pour les eaux d'origine souterraine). Évidemment pour les bébés, la prudence est de mise.

Il faut limiter l'eau quand on fait de la « rétention »

✗ Non La rétention concerne souvent les œdèmes lymphatiques, alors la quantité d'eau ingérée n'a rien à voir. Souvent les gens confondent eau totale et eau extra-cellulaire.

Mais en cas d'insuffisance rénale sévère, de problèmes d'ascite (cirrhoses), la quantité journalière de liquide peut être limitée.

À l'intérieur... tout baigne dans l'eau !

L'homme, tout le monde le sait, est composé de graisses, de protéines (tissus musculaires et viscères), d'os (minéraux) et surtout d'eau (de 60 à 70 % selon l'âge).
On fait la distinction entre l'eau à l'intérieur des cellules et l'eau à l'extérieur des cellules.

L'eau extra-cellulaire représente 20 % du poids du corps. Elle comprend le sang et les autres liquides qui entourent et baignent les cellules. On trouve de l'eau dans le plasma sanguin, dans le liquide céphalorachidien qui entoure le cerveau et la moelle épinière, dans le liquide synovial des articulations, dans les sécrétions digestives et salivaires, dans le liquide lymphatique (système de circulation parallèle au système sanguin). Les œdèmes lymphatiques apparaissent quand le drainage se fait mal (compression).

L'eau intracellulaire représente 40 % du poids du corps : elle est présente dans les cinquante mille milliards de cellules de l'organisme. Elle sert dans de nombreuses réactions chimiques, notamment dans les échanges de part et d'autre de la membrane cellulaire.

C'est plutôt en dehors des repas qu'il faut boire de l'eau

✗ Non On peut boire quand on veut. L'eau bue en dehors des repas est urinée plus vite que l'eau consommée à table lors du repas : la cellulose contenue dans les aliments va jouer un rôle d'éponge et va emprisonner les molécules d'eau. Cette eau va augmenter le volume du bol alimentaire et ne sera réabsorbée que dans le colon, en fin de digestion. Le fait de boire à table permet de lutter contre la constipation, donne une sensation de volume et de satiété utile quand on fait un régime par exemple.

Les eaux en bouteille se valent toutes et il faut alterner (eaux de source, eaux minérales)

✗ Non Les eaux ne se valent pas toutes. Certaines sont riches en minéraux, d'autres pas.

✓ Oui Il est utile de les varier dans le cas d'eaux fortement minéralisées. Les eaux de source sont soumises aux mêmes règles et limites de composition que les eaux du robinet et ne peuvent donc pas être très riches en minéraux (calcium, magnésium, sodium, fluor, sulfates…). Elles ne peuvent donc pas revendiquer des propriétés particulières, sauf le fait de ne pas avoir subi de traitement chimique désinfectant. Toutes les eaux minérales naturelles ne sont pas bonnes à boire sans modération : pour certaines, fortement minéralisées, **des précautions d'usage doivent être prises (parfois même des contre-indications)** du fait de leur teneur excessive en un ou plusieurs constituants minéraux.

Pour la grande majorité des eaux plates ou gazeuses à faible ou moyenne minéralisation, il ne s'impose pas de restriction.

À noter : les eaux de source n'ont pas comme les eaux minérales l'obligation d'avoir une composition constante. Certaines marques diversifient leurs apports entre différentes sources et de ce fait, les teneurs de certains minéraux (calcium, magnésium) peuvent varier sur une échelle de 1 à 10 !

Boire de l'eau en mangeant fait grossir

✗ Non, c'est une idée fausse. Tout d'abord l'eau n'apporte pas de calories si elle est nature. On entend souvent dire que boire en mangeant « fait de la place » et qu'on mange plus quand on boit à table. Un estomac contient en gros 900 ml mais est composé de fibres élastiques qui peuvent se détendre et contenir plus. Si on boit trop à table, l'estomac est distendu et la sensation de lourdeur pourra se révéler désagréable mais c'est purement « mécanique ».

Les eaux gazeuses sont contre-indiquées dans les régimes amaigrissants

✗ Non Elles peuvent par contre être contre-indiquées dans les colopathies (maladies de l'intestin). Le gaz n'a pas de rapport avec l'excès de poids mais il peut entraîner des ballonnements dans certains cas.

Les eaux gazeuses peuvent être agréables dans le cadre d'un régime amaigrissant. Elles sont en général bicarbonatées, favorisent la digestion, sont bénéfiques pour l'os (bicarbonate de calcium) et contribuent à alcaliniser l'organisme.

Les eaux trop riches en minéraux peuvent être néfastes pour la santé (risque de surdosage)

✓ Oui Mais néfaste est un bien grand mot. Toutes les eaux minérales naturelles ne sont pas bonnes à boire sans modération : pour celles qui sont fortement minéralisées, des précautions doivent être prises du fait de leur teneur excessive en un ou plusieurs constituants minéraux. Ces restrictions ne concernent qu'environ un petit quart des marques d'eaux. Les eaux minérales sont classées en fonction de leur minéralisation (teneur en « résidu sec » par litre) : les très faiblement minéralisées (moins de 50 mg/litre), les faiblement minéralisées (50 à 500 mg/litre), les moyennement minéralisées (500 à 1 000 mg/litre) et les fortement minéralisées (1 000 à 1 500 mg/litre). Les eaux riches en minéraux ont un intérêt nutritionnel pour pallier certaines déficiences (notamment en magnésium, situation très fréquente) et les minéraux qu'elles contiennent ont une excellente biodisponibilité intestinale. Mais certains effets pervers peuvent apparaître en cas de surconsommation : des eaux très riches en sodium peuvent favoriser l'hypertension et sont contre-indiquées dans les régimes hyposodés (pauvres en sel), des eaux riches en magnésium peuvent donner la diarrhée et irriter des muqueuses digestives fragiles ou altérées, l'excès de fluor peut aboutir à des lésions osseuses ou dentaires, les sulfates en grandes quantités peuvent avoir des effets délétères sur la perte urinaire de calcium. À consommer avec modération et parfois sur avis médical.

À noter : il va de soi qu'aucune restriction ne s'impose pour la grande majorité des eaux plates ou gazeuses à faible ou moyenne minéralisation.

L'eau peut être bue à volonté

✗ Non, la quantité d'eau éliminée par jour par les urines est d'environ 1,6 litre à température normale. À cela s'ajoutent les pertes liées à la transpiration visible et invisible (0,5 à 1 litre) et l'eau contenue dans les selles (0,1 à 0, 2 litre). Les apports de liquide doivent compenser les pertes. La quantité d'eau contenue dans le corps a des limites de régulation assez étroites. Tout dépassement dans un sens ou dans l'autre peut avoir des conséquences pour la santé. Ne pas boire assez peut entraîner des troubles graves liés à la déshydratation notamment quand il fait chaud chez les personnes à risque (nourrissons, personnes âgées) et chez les sportifs.

L'excès de boisson est aussi une maladie psychiatrique faisant partie des troubles du comportement alimentaire : la potomanie, qui conduit à boire des quantités excessives d'eau (plus de 5 litres par jour !).

À noter : dans certains cas, le besoin de boire de grandes quantités de liquide peut être révélateur d'un diabète dit « insipide ».

Boire de l'eau fait maigrir

✗ Non, mais... L'eau n'apporte pas de calories mais elle ne permet pas d'en éliminer non plus ! Les seuls éléments qu'elle va drainer hors de l'organisme, via les reins, sont les déchets du métabolisme. On peut cependant lui reconnaître une action coupe-faim transitoire permettant d'éviter les grignotages. Boire à table, surtout si l'estomac contient des aliments riches en fibres, permet d'accélérer la survenue de la satiété au cours du repas : la cellulose des aliments se gonfle sous l'action de l'eau et vient créer une pression sur la paroi de l'estomac ainsi qu'une sensation de pesanteur.

L'eau peut réellement aider à maigrir si elle est utilisée pour remplacer les sodas et boissons sucrées (hautement caloriques) chez les gens qui en consomment beaucoup : un litre de soda contient en effet l'équivalent de 15 à 20 morceaux de sucre !

Une eau minérale naturelle est une eau qui sort naturellement d'une source ou d'une montagne

✓ Oui mais ! les eaux minérales naturelles bénéficient d'un statut spécifique et très avantageux. Une fois que la source est agréée par le ministère de la Santé, qui les reconnaît comme « possédant des caractéristiques susceptibles d'exercer un effet bénéfique sur la santé ». Depuis peu, l'Europe a imposé à la France de nouvelles règles et, ainsi, une eau enrichie en minéraux peut être appelée « eau minérale » et les grands groupes agroalimentaires se sont engouffrés dans la brèche. Naturelle ne veut pas dire sans traitement après captage : certaines eaux de source ou minérales sont traitées par des procédés chimiques pour réduire leur teneur en fer, en manganèse, en arsenic, en fluor ou pour rajouter du gaz carbonique.

Certaines eaux sont riches en calcium

✔ Oui Les apports en calcium peuvent être complétés par une eau minérale. Pour certaines, l'apport est non négligeable et peut représenter 20 à 40 % des besoins journaliers en calcium. Une eau est dite calcique lorsqu'elle contient au moins 150 mg/litre de calcium. Les teneurs en calcium sont très variables et peuvent atteindre 400 à 600 mg/litre :

Eaux – Teneur en calcium	
Marques (pour un litre)	**Calcium en mg**
Eau du robinet	6 à 100
Donat	340
Rozana	301
Salvetat	253
San Pellegrino	179
Selters	110
Taillefine	250
Talians	596
Valvert	68
Vichy Célestins	90 à 103
Vichy Saint-Yorre	78
Vittel	204
Vittel énergie +	192
Volvic	10
Wattwiller	253
Hépar	549
Contrex	468
Miers-Alvignac	430
Badoit	190
Ferrarelle	362
Quézac	195

Courmayeur	579
Arvie	170
Perrier	155
Chantereine	119
Parot	110
Thonon	108
Apollinaris	90
Cristaline	3 à 100
Evian	78
Puits Saint-Georges	45

Sources : Nestlé Waters 2009 Les eaux en bouteille

Les apports en magnésium sont souvent insuffisants et les eaux représentent une bonne alternative pour couvrir les besoins

✓ Oui Dans les études épidémiologiques, on constate des carences en magnésium[9], chez la majorité des femmes, chez les sujets âgés et les femmes enceintes. Le magnésium joue un rôle important dans de nombreux processus physiologiques, en particulier la contraction musculaire, l'activation enzymatique, l'excitabilité nerveuse. Les déficits, fréquents dans la population occidentale, se manifestent par une faiblesse musculaire et une hyperexcitabilité neuromusculaire. Les apports recommandés sont de 400 à 450 mg/jour. Ils ne sont pas toujours atteints, on s'en aperçoit quand on fait des bilans alimentaires. Le magnésium des eaux est bien absorbé, très biodisponible, il contribue à couvrir les besoins quotidiens. Une eau est dite magnésienne lorsqu'elle contient au moins 50 mg/litre de magnésium. Les eaux les plus riches contiennent le plus souvent

9 l'étude SUVIMAX a montré que 3 Français sur 4 manquaient de magnésium.

autour de 100 à 120 mg de magnésium (3 eaux font exception à la règle et affichent des teneurs très élevées) :

Eaux – Teneur en magnésium	
Marque (pour un litre)	**Magnésium (en mg)**
Donat	1 060
Miers-Alvignac	253
Hydroxydase	243
Hépar	119
Contrex	84
Rozana	160
Arvie	92
Badoit	85
Quézac	75
Saint-Amand	66
San Pellegrino	52
Taillefine	50
Talians	77
Salvetat	11
Valvert	2
Vichy Célestins	10
Vichy Saint-Yorre	11
Vittel	43
Vittel Énergie +	36
Volvic	6
Wattwiller	21

L'eau chez moi est trop calcaire, il ne faut pas la boire !

✗ **Non** Il n'y a aucun danger et c'est même bénéfique pour la santé même si c'est parfois désagréable au quotidien (peau, cheveux, tartre…). Le calcaire est du carbonate de calcium auquel s'ajoute du carbonate de magnésium. C'est un apport intéressant pour le squelette (90 % du calcium du corps humain se trouve dans les os), pour le fonctionnement des muscles (excitabilité neuromusculaire). Selon la nature des sols, l'eau du robinet est plus ou moins calcaire et on mesure la dureté de l'eau (entre 15 °F pour une eau dite douce et 35 °F pour une eau dite dure[10]). Le seul inconvénient d'une eau calcaire est qu'elle entartre les robinets et les appareils ménagers (lave-linge…). Quand les canalisations sont en plomb, le calcaire qui se dépose sur les parois contribue à minimiser la solubilité des particules de métal. Une eau trop adoucie, par contre, va s'avérer plus corrosive pour les canalisations !

À noter : le calcaire se dépose plus facilement au-delà de 60 °C et mieux vaut régler son ballon d'eau chaude ou les appareils ménagers plus bas que 55°.

Boire de l'eau coupe les jambes quand on fait du sport

✗ Non S'interdire de boire à l'exercice peut se révéler extrêmement dangereux et provoquer des accidents. Absorber régulièrement un verre d'eau aide à maintenir ses performances et protège du risque d'hyperthermie. Le manque de boisson est un facteur limitant de la performance sportive surtout quand la durée de l'effort est supérieure à 30 minutes. Une perte en poids du corps de 2 % (sous forme d'eau) correspond à une perte de capacité physique de 20 % ! À partir de 3 %, la déshydratation peut entraîner des troubles graves et se révéler dangereuse.

10 en France, un ° F correspond à 4 mg de calcium par litre d'eau. La dureté ne fait l'objet d'aucune norme car il n'y a pas de toxicité reconnue pour l'homme.

On peut utiliser l'eau du robinet pour préparer les biberons des bébés

Non Quand le bébé a moins de 6 mois, son tube digestif est encore fragile et les nitrates qu'il absorberait risqueraient de se transformer en nitrites nuisant à l'oxygénation du sang.

La réglementation française impose aux autorités de prévenir la population dans le cas où le taux de nitrates est supérieur à la limite autorisée de 50 mg par litre d'eau potable. Dans ce cas, les choses sont claires et l'eau est contre-indiquée pour les nourrissons. Dans le cas où les teneurs sont inférieures à 15 mg par litre, la question peut se poser pour les bébés de plus de 6 mois[11]. Le problème ne se pose pas en général dans les grandes villes mais dans certains départements et régions agricoles.

11 le tout est de connaître la teneur de l'eau en nitrates (un coup de fil à la mairie ou à la société des eaux peut renseigner le consommateur, demandez à connaître les analyses d'eau de la commune). On peut aussi s'équiper de carafes à filtre ou installer directement un filtre à la sortie de son robinet, mesure efficace pour limiter les traces de pesticides et de nitrates.

Biberons, récipients plastiques : le BPA discrédité

Très présent dans notre environnement (trois millions de tonnes produites chaque année dans le monde !) le bisphénol A, ou BPA, est utilisé à l'heure actuelle comme monomère pour la fabrication industrielle par polymérisation de plastiques de type polycarbonates. Il est également employé dans le PVC. On peut repérer sur le produit sa présence par son code : 7 entouré dans un triangle fléché.

C'est dire qu'on en trouve partout, dans les récipients plastiques pour micro-ondes, dans le revêtement de certaines boîtes de conserve et même dans les biberons ! De nombreuses études indépendantes ont évoqué sa toxicité. Malgré cela, cette substance n'est toujours pas interdite en France. Le bisphénol A, présent dans le plastique pourrait pourtant « s'exfiltrer » s'il était chauffé ou exposé à des solutions acides ou après une utilisation prolongée. La substance est suspectée d'engendrer des cancers (sein, prostate, testicules), une baisse de la fertilité et des troubles du comportement. En tant que perturbateur hormonal, le BPA s'est montré capable d'affecter la reproduction d'animaux de laboratoire et pourrait être un des nombreux facteurs de l'altération de la spermatogenèse chez l'homme.

Le Canada a d'ailleurs interdit en 2008 la présence de BPA dans les biberons. Là-bas, en quelques semaines seulement, les industriels ont retiré du marché tous les biberons contenant du BPA. En France, en 2009, il est présent dans 90 % des biberons en plastique. La mairie de Paris vient d'interdire ceux qui en contiennent dans l'ensemble de ses crèches. À quand la suite ?*

À noter : les biberons à base de polypropylène ne sont pas mis en cause. Préférez le code 05 dans le triangle ou les lettres PP sous celui-ci. Il va falloir apprendre à regarder les boîtes plastiques !

* la mairie de Toulouse vient de lui emboîter le pas

Il faut préférer les bouteilles en verre aux bouteilles en plastique

✓ **Oui , probablement.** Beaucoup de travaux récents ont semé le doute et font état d'interactions entre le contenant et le produit (eau, boissons gazeuses, huiles…). Le problème est que ces résultats d'études ne permettent pas de conclure à un risque pour la santé humaine mais soulèvent beaucoup de questions. Les phtalates issus des plastiques sont incriminés. Ces produits, notamment le PET (polyéthylène téréphtalate), sont utilisés pour assurer la résistance du plastique aux chocs, sa transparence, son faible poids et son imperméabilité aux gaz, aux arômes et à l'eau. Des chercheurs ont découvert que le plastique des bouteilles libère des perturbateurs endocriniens dans l'eau des bouteilles. Leurs effets à faible dose sont encore mal connus mais ils sont soupçonnés de modifier les fonctions de reproduction[12].

À noter : le marché des boissons en bouteille plastique est aujourd'hui aussi contesté pour des raisons environnementales : pollution, commercialisation qui nécessite des kilomètres en transport, besoin de 7 litres d'eau pour fabriquer une bouteille en plastique ! alors qu'une eau de bonne qualité coule du robinet…

12 sources : revue Environnemental science and pollution research. M.Wagner et J.Oehlman. Université Goethe Francfort. 2009

Le problème des phtalates

Utilisés dans les emballages alimentaires, comme nous venons de le voir, les phtalates doivent être « inertes » vis-à-vis des aliments, en évitant toute migration de produits et de modification du goût ou de la qualité de l'aliment (en Europe, la directive 82/711/CEE du conseil du 18 octobre 1982 a établi les règles de base nécessaires à la vérification de la migration des constituants des matériaux et objets en matière plastique destinés à entrer en contact avec les denrées alimentaires). Cela dit, leurs effets secondaires – du moins à concentrations élevées – chez les animaux en laboratoire, posent problème : baisse de fertilité (on y revient encore !), atrophie testiculaire, réduction du poids du fœtus et malformations. Il reste aussi quelques suspicions à propos des effets cancérigènes de ces phtalates. Cependant, bien que ces effets aient été prouvés sur des rongeurs (tumeurs hépatiques), les mécanismes biologiques n'étant pas rigoureusement identiques, il n'est pas possible d'affirmer que les phtalates soient cancérigènes pour l'homme.

Bouteilles : comment éviter les risques

- en général, éviter d'utiliser des bouteilles et contenants en plastique et préférer, quand c'est possible, ceux qui sont en verre ou en acier inoxydable.
- Se dispenser d'entreposer des liquides ou des nourritures chaudes ou grasses dans des bouteilles ou contenants en plastique, surtout de manière prolongée.
- Peu importe ce que l'étiquette indique, aucun contenant en plastique ne devrait être utilisé au micro-ondes.

- Si les contenants de plastique montrent des signes d'usure (égratignures, craquelages, décoloration), ou s'ils sont collants au toucher, ne pas hésiter à s'en débarrasser.
- Pour les nourrissons, utiliser des biberons en verre.
- Ne pas garder l'eau en bouteille plastique au réfrigérateur pendant des semaines car la migration des plastifiants toxiques augmente avec le temps.
- Ne jamais laver et réutiliser ces bouteilles car le contact avec le liquide vaisselle ou le savon pourrait entraîner la dégradation prématurée du plastique.
- Pour entreposer de grandes quantités d'eau, opter pour des bouteilles en verre.

Les jus de fruits et les smoothies

Ce sont des boissons à la mode. Elles sont souvent vendues très cher et les gens croient que c'est très bon pour la santé, or certaines sont pleines de sucre. Ni compotes, ni jus de fruits, les smoothies envahissent le marché.

Les smoothies sont pleins de vitamines

✔ **Oui** Le smoothie est un type de boisson réalisée à partir d'ingrédients frais et naturels (fruits et légumes) que l'on mixe, mélangés à des jus de fruits, de la glace pilée, et parfois du lait ou du yaourt. Sans les jus, le smoothie ne serait qu'une purée de fruits. Cette composition garantit un concentré de vitamines. Le smoothie a une consistance onctueuse et douce, proche de celle du milk-shake.

À noter : parfois d'autres saveurs telles que le chocolat, le lait de soja, le lait de coco ou le thé vert peuvent rentrer dans le mélange. Avec des épices, des céréales, des jus... ou même en version salée, le smoothie se décline à l'infini.

Il n'y a pas de différences entre un smoothie et un jus de fruits

✓ **Si** Pour faire un jus de fruits, on extrait le jus du fruit avec une centrifugeuse et on laisse la pulpe. Pour faire un smoothie, on mixe le fruit entier, et on allonge la purée formée avec de l'eau, des glaçons, du lait etc.

Les jus de fruits et les smoothies sont caloriques

✓ **Oui** On aurait tendance à l'oublier mais les ingrédients qui les composent sont glucidiques (sucrés) et le sucre apporte 4 calories au gramme. Les smoothies apportent en moyenne 90 à 160 Kcal pour 200 ml, tandis que les jus de fruits (ou légumes) se situent entre 33 et 91 Kcal si l'on excepte les fruits très sucrés comme le raisin et les pruneaux.

Jus de fruits et smoothies – Valeur nutritionnelle		
Pour 20 cl de produit *	**Kcalories**	**Glucides**
Jus d'orange Mc Donald's – petit	93	22 g
Jus d'oranges fraîchement pressées Fresh Food village	88	19,2 g
Jus de carotte orange Gerblé	59	13,1 g
Jus de fruits et de légumes Florette – pomme carotte fraise	89	21,6 g
Jus de pamplemousse REA	89	21,2 g
Jus de pamplemousse rose Monoprix Bien Vivre	79	18 g
Jus de pamplemousse rose Leader Price pur jus premium	80	19 g

Pour 20 cl de produit *	Kcalories	Glucides
Jus de pamplemousse Tropicana pure premium	78	16 g
Jus de pruneaux Gerblé	156	38 g
Jus de raisin Joker pur jus	132	24 g
Jus Florette – pomme carotte fraise	91	21,6 g
Vie de Knorr – ananas passion maïs	146	31,4 g
Smoothie Immedia – fraise banane	90	19,4 g
Smoothie Immedia – fraise framboise myrtille	92	21,4 g
Smoothie Immedia – mangue passion	100	21, 8 g
Smoothie Immedia – orange banane	102	24 g
Smoothie Picard – pomme kiwi cerise	154	37,6 g
Smoothie Innocent – ananas banane coco	146	30,6 g

Sources : étiquetage

À noter : afin de pouvoir comparer, nous avons pris la valeur de 20 cl même si certains conditionnements sont différents (10 cl, 20 cl, 25 cl).

Les smoothies en plein boom

Déjà connus en Amérique latine (Colombie, Mexique) sous l'appellation « liquados », les smoothies ont été commercialisés à la fin des années soixante par des vendeurs de glace et des magasins diététiques. Les ventes de smoothies se sont accrues depuis le début des années 2000 aux États-Unis et au sein de l'Europe.

Lancés sur le marché français courant 2005 par des start-up comme l'Anglais Innocent (qui a multiplié ses ventes par 5 entre 2007 et 2008), les smoothies étaient à peine connus il y a seulement trois ans. Depuis, les petites bouteilles acidulées se multiplient dans les rayons frais des grandes surfaces. Parce qu'ils sont vendus deux fois plus cher que des jus de fruit, la croissance de ce marché est encore plus spectaculaire.

Alors qu'ils représentaient 0,1 % des ventes de jus de fruits en 2006, en 2008, ils en réalisent 11 % à en croire les chiffres de l'Unijus (Union nationale interprofessionnelle des jus de fruits). Et toutes grandes marques se mettent de la partie, aussi bien dans l'industrie que dans la grande distribution. Andros a maintenant son smoothie. Autre « poids lourd » du jus de fruits, Tropicana (groupe PepsiCo) a lancé sa gamme : dès le mois d'août 2008, il « raflait » plus de 50 % du marché. Quant à son concurrent Coca-Cola, il a investi 33 millions d'euros dans l'ex-petite société Innocent qui profite depuis de son réseau de distribution. L'arrivée des géants du jus de fruits a fait passer le smoothie d'une distribution haut de gamme (boutiques Monop, sandwicheries) aux grandes surfaces : le smoothie existe à présent aussi en marques de distributeurs (Carrefour, Auchan, Système U ou encore Intermarché). Les grands ont ouvert les portes au grand public.

Prêt à être consommés, souvent vendus en petites bouteilles, le « packaging » des smoothies a aussi contribué au succès de la formule. Après avoir visé une clientèle urbaine, pressée, adepte du « snacking » mais sensible à la qualité de son alimentation, les smoothies s'attaquent maintenant à des marchés plus grand public. La sortie de formats familiaux pour les grandes surfaces et autres Tetrapacks plus petits (destinés aux enfants) en témoignent.

Les boissons rafraîchissantes sans alcool

LE SECTEUR DES BOISSONS GAZEUSES RAFRAÎCHISSANTES est en pleine expansion. Sa croissance est due en partie à la diversification de l'offre avec le développement des boissons light. Les sodas light sont de plus en plus nombreux sur le marché et nous les consommons sans complexe. En 2009, les boissons gazeuses sans sucre représentent une grande part des achats de sodas dans le commerce[13].

Croissance lourde pour les sodas light

Le marché se porte bien car en dehors des poids lourds Coca-Cola et Pepsi, les grands groupes d'agroalimentaire comme Nestlé, Danone ou Unilever s'engouffrent dans le secteur. Les sodas ont ouvert le bal il y a plusieurs années mais les eaux embrayent le pas en essayant de vous convaincre et ça marche à en voir le nombre de références qui ne fait qu'augmenter !

En France, Coca-Cola est en position dominante dans le secteur mais dans le monde, c'est Pepsico qui détient la moitié des parts de marché : 50 % pour Pepsico (Pepsi Cola, Gatorade, Lipton, Tropicana) contre 23 % pour Coca-Cola.

La publicité joue sur l'argument « régime » et « bien-être ». Se faire plaisir avec zéro calorie, c'est pratique quand on surveille sa ligne. Mais tiennent-ils toutes leurs promesses ?

13 22 % des colas. Pour les boissons aux fruits, gazeuses ou pas (Orangina, Oasis…), la part du light est passée de 7 % en 2003 à 15 % en 2006 (sources : panorama des industries alimentaires – édition 2008 – ministère de l'Agriculture et de la Pêche).

Les boissons « light » n'ont aucun intérêt dans les régimes amaigrissants

✓ Si Les boissons édulcorées peuvent être utiles dans les régimes car elles n'apportent pas de calories et sont d'un goût plutôt agréable. Cela permet d'avoir une alternative à l'eau quand il fait chaud et de ne pas se sentir trop frustré. Leur inconvénient éventuel est le goût « sucré » persistant, ainsi le light ne déshabitue pas du goût du sucre. Modérer sa consommation en produits sucrés est devenu une recommandation de santé publique. On a souvent entendu que les boissons light ne faisaient pas maigrir et n'avaient pas d'intérêt dans le contrôle du poids. Cependant, les résultats des études d'observation n'ont rien démontré de négatif à leur sujet. Les boissons light offrent des possibilités accrues de choix pour les diabétiques et les personnes en surpoids.

Il est bon de boire des sodas à base de cola en cas de nausées chez la femme enceinte

✓ Oui Les « colas » contiennent de l'acide phosphorique qui permet une meilleure vidange de l'estomac et évite les nausées. Les boissons gazeuses facilitent la digestion. L'estomac ne doit pas être trop plein ni trop vide et le fractionnement des repas favorise la disparition des nausées.

Les colas sont des bons réhydratants

✓ Oui et **✗ Non** Les belles légendes... On attribue aux colas des propriétés de réhydratation en cas de pertes hydriques (vomissements, diarrhées...). Les colas contiennent des gluconates de potassium et peuvent être indiqués dans des déshydratations. Par contre, ces boissons trop sucrées sont inappropriées à la réhydratation d'un enfant diarrhéique car leur teneur en sodium est trop faible pour assurer la compensation des pertes. Méfiance donc… Rien ne vaut, chez l'enfant, les solutés de réhydratation sans ajout de sirop, servis très frais si possible, en petite quantité, pour calmer effectivement l'estomac.

À noter : 500 ml de cola, 500 ml d'eau, 1/2 à 1 cuillère à café de sel de cuisine et 1 cuillère à café de jus de citron donnent une solution acceptable…

Les boissons stimulantes

Café

Aujourd'hui 80 % de nos concitoyens consomment régulièrement du café. Ce qui ne va pas sans soulever des questions !

Dans une grande tasse de café (150 ml), on trouve environ :
- 0,3 g de protéines
- 0,2 g de glucides
- pas de lipides
- 100 mg de potassium
- 200 à 500 mg de polyphénols
- de la vitamine PP

Et bien sûr, de la caféine, un alcaloïde qui n'a pas fini de nous étonner.

Le café est riche en caféine

Évidemment ✓ **Oui** Et pourtant la caféine est un alcaloïde à double tranchant.

C'est elle, en effet, qui stimule le système nerveux central, suscitant chez le consommateur une vigilance accrue ; elle encore, qui favorise la digestion ; qui de surcroît préviendrait les calculs biliaires. Mais c'est elle aussi qui, prise en excès, provoquerait insomnies, tachycardie, HTA…

La teneur en caféine varie énormément selon le mode de préparation du café et la provenance de la graine. Exemple : la variété robusta est deux fois plus riche en caféine que l'arabica.

Café – Teneur en caféine		
Boisson	**Volume en ml**	**Caféine en mg**
Grande tasse de café filtre robusta	150	50 à 120 *
Grande tasse de café filtre arabica	150	10 à 250*
Grande tasse de café soluble	150	40 à 120
Expresso	35	40 à 110
Grande tasse de café décaféiné	150	2 à 5

* soit un rapport de 1 à 5

La dégradation de la caféine dans l'organisme par le foie est très variable d'un individu à un autre. Sa demi-vie (durée au bout de laquelle la moitié de la caféine ingérée est encore présente dans l'organisme) varie en moyenne de 4 à 5 heures chez l'adulte. Certains éléments la diminuent : activité physique, prise de vitamine C et de tabac, d'autres l'augmentent : obésité, prise de contraceptifs… la caféine aura donc des effets brefs ou des effets longs selon le style de vie et le métabolisme de chacun. Et les sensibilités individuelles sont très variables, certains individus y étant plus sensibles que d'autres.

Le café est un excitant

✔ **Oui** Le café est surtout connu pour les effets bénéfiques de la caféine qui en fait la substance psychoactive la plus consommée au monde.

On remarque avec une consommation de 1 à 4 tasses par jour (100 à 500 mg de caféine), une augmentation du niveau de vigilance, une facilitation des fonctions cognitives, une plus grande capacité de perception, d'attention et de mémorisation.

Les effets indésirables : palpitations, troubles du rythme cardiaques, HTA, insomnie, ne sont généralement observés que si l'on dépasse la dose de 450 mg/jour de caféine (soit 5 tasses de 150 ml).

À noter : la caféine n'entraîne pas de dépendance. L'arrêt brutal de la consommation de caféine ne gêne vraiment que 10 à 20 % des individus et donne peu de troubles, il n'y a pas syndrome de manque. Cependant, chez les très gros consommateurs de café, le sevrage risque d'entraîner des maux de tête, voire de l'irritabilité.

Le café a des propriétés antioxydantes

✓ **Oui** Les antioxydants du café (polyphénols et mélanoïdines notamment), permettraient de lutter contre le stress oxydatif impliqué dans les maladies cardio-vasculaires, le diabète de type 2, les maladies neurodégénératives, les cancers et le vieillissement cellulaire.

Une étude italienne (N. Pellegrini et coll.) parue dans le *Journal de Nutrition* en septembre 2003 a montré qu'in vitro, 100 ml de café avaient un pouvoir antioxydant 3 à 4 fois plus important que celui de 100 ml de vin rouge ou de 200 ml de thé.

Antioxydants : nos meilleurs alliés

L'organisme produit des substances agressives pour les cellules baptisées radicaux libres. Les antioxydants neutralisent les radicaux libres et préviennent les maladies liées au vieillissement. Il s'agit notamment des polyphénols (flavonoïdes et tanins en particulier) : fruits et légumes, café, thé…

Le café est bénéfique en prévention des maladies neurodégénératives

✓ Oui De récents travaux ont montré que les consommateurs de café ont moins de troubles de mémoire (K. Ritchie dans une étude prospective parue dans Neurology 2007), ils auraient aussi moins de risques de voir survenir une maladie de Parkinson ou encore de maladie d'Alzheimer (JL. Barroco-Quintana dans *Neurological Research* 2007) et moins de dégénérescence maculaire liée à l'âge (DMLA).

Le café est diurétique

✗ Non Le café apporte de l'eau comme toutes les boissons mais son effet diurétique est modeste (il n'est pas supérieur à celui de l'eau). Il peut aider à prévenir une éventuelle déshydratation qui touche plus volontiers les personnes âgées ou les sportifs.

Enfin, la consommation de café (avec ou sans caféine) diminue le risque d'apparition de lithiases urinaires.

Le café est bon pour l'appareil digestif

✓ Oui Il augmente la motricité colique et aide ainsi à combattre la constipation. Il préviendrait la formation de calculs dans la vésicule biliaire.

Le café est mauvais pour le cœur

✗ Non Tout dépend de la dose. À dose modérée (moins de 4 tasses/jour), le café n'a pas d'effet négatif sur le cœur ou les vaisseaux. Au repos, comme à l'effort, la prise de café n'entraîne pas de tachycardie et n'augmente pas la fréquence cardiaque. Les palpitations représentent un trouble gênant mais n'évoluent pas vers une arythmie. Enfin, le café n'est pas considéré comme un facteur de risque d'hypertension artérielle – HTA – (liée plutôt au surpoids, à la sédentarité, au stress ou à l'excès de sel). Pour ceux qui auraient une TA limite, on conseille seulement de ne pas dépasser 3 tasses réparties sur la journée.

Café bouilli, café foutu

✓ Oui Mais pas dans le sens où on l'entend sur le plan gustatif (même s'il est vrai que la saveur est altérée) ! Le café bouilli, très consommé chez les Scandinaves, élève le taux du cholestérol sanguin : ceci s'explique par l'augmentation de l'homocystéine consécutive au mode préparation du café qui ne sépare pas le marc de la boisson.

À noter : l'homocystéine est un acide aminé soufré pro-inflammatoire incriminé dans la genèse des maladies cardio-vasculaires.

Le café combat la migraine

✓ Oui La caféine est vasoconstrictrice sur les vaisseaux du cerveau, elle diminue l'intensité et la durée des migraines.

De plus elle est analgésique (diminue la douleur), en particulier associée à certaines molécules comme le paracétamol ou l'aspirine.

Le café est bon pour l'activité sportive

✓ Oui Le café, grâce à sa caféine, augmente la force de contraction musculaire, diminue la fatigabilité, améliore l'état respiratoire, mobilise les réserves lipidiques d'où « l'épargne » du glycogène musculaire. Il a enfin une action analgésique.

Pour les sportifs, en compétition, depuis 2004, la caféine n'est plus considérée comme une substance dopante, mais fait toujours partie du programme de surveillance, pour repérer chez les sportifs ceux qui en abuseraient systématiquement à chaque compétition.

Le café empêche de dormir

✔ Oui Une consommation de café dans les 3 heures précédant le coucher, peut perturber l'endormissement. Mais la sensibilité à la caféine est très variable d'un individu à l'autre. En tout cas, la consommation de café répartie au cours de la journée ne perturbe pas, en général, le sommeil.

Le café est déconseillé aux femmes enceintes

✔ Oui Au-delà de 3 tasses/jour. Jusqu'à 3 tasses par jour (= 300 mg de caféine), ce qui est une dose raisonnable, il n'y aurait pas de risque de retentissement sur la fertilité ou la grossesse. Les femmes enceintes ne dépasseront donc pas ce seuil ou préféreront le café décaféiné.

Le café au lait est indigeste

✔ Oui Pour certaines personnes. Le lait coagule en gros grumeaux sous l'influence des tanins et de la caféine du café. Le séjour gastrique du café au lait est alors supérieur à 2 heures, alors que la même quantité de café noir s'évacue en ½ heure. On peut remplacer le café par du décaféiné ou un mélange chicorée-café mieux toléré et utiliser du lait demi-écrémé, voire écrémé.

Le café est contre-indiqué avec certains médicaments

✔ Oui Le café, ainsi que les autres boissons contenant de la caféine (thé, sodas) sont à éviter lors d'un traitement antibiotique (énoxacine, ciprofloxacine…) et avec les médicaments contenant de la théophylline (sirop contre la toux, antiasthmatique…).

Les effets de la caféine sont alors majorés : excitation, palpitations etc.

Le déca est à réserver aux malades !

✗ Non Le café décaféiné peut être consommé par tous à toute heure de la journée.

Il est particulièrement indiqué en soirée avant le coucher, aux femmes enceintes ou allaitantes. La sensibilité à la caféine étant variable selon les individus, leur état de santé et la prise de certains médicaments, la consommation de café décaféiné est alors tout indiquée.

Le déca n'est pas sans vertus

✓ Oui Le café décaféiné garde ses arômes développés lors de la torréfaction et surtout sa richesse en polyphénols dont les antioxydants permettent de protéger toutes les cellules de l'organisme. La décaféination s'effectue maintenant principalement à l'eau plutôt qu'aux solvants organiques.

Teneur en caféine		
Boisson	**Volume en ml**	**Caféine en mg**
Tasse de café décaféiné	100	3
Tasse de thé	150	30 à 45
Tasse de chocolat chaud	150	2 à 7
Canette de thé glacé	330	70 environ
Canette de Cola	330	30 à 48
Canette de Cola light	330	25 à 55

Thé

Il n'y a pas de différence entre la caféine et la théine du thé

✗ Non Ce sont des alcaloïdes similaires, mais le thé contient peu de théine (environ 40 mg par tasse). Et, à ce titre, deux tasses de thé de 150 ml valent une tasse de café arabica de même contenance.

On trouve aussi dans le thé de la thréanine, acide aminé spécifique du thé. Ces deux substances conjuguées confèrent à cette boisson un pouvoir de stimulation douce.

Le thé infusé (foncé) est plus excitant que le thé clair

✗ Non La théine se diffuse en premier dans l'eau chaude puis viennent les tanins. Un thé foncé riche en tanins sera moins excitant qu'un thé clair car les tanins vont empêcher l'absorption de la théine dans l'intestin.

Mais encore faut-il attendre que le thé ait infusé suffisamment longtemps. C'est vraiment la durée de l'infusion qui fait la différence. Quand on ne fait que plonger la boule de thé (ou le sachet) dans l'eau chaude, on n'a pas le temps de libérer d'antioxydants et tanins. Il faut une à deux minutes pour que le thé libère la théine.

Boire du thé fait maigrir

✗ Non Le thé n'a pas d'action amincissante (et pas plus le thé vert) comme d'ailleurs aucune autre boisson. Le thé a simplement des vertus diurétiques. Il contient de la théobromine, alcaloïde qui stimule le fonctionnement des reins, améliore la circulation, favorise l'élimination et fait donc « dégonfler » mais en agissant par drainage sur l'eau extra-cellulaire.

À noter : des études menées chez l'homme montrant notamment l'accélération de la thermogénèse (dépense énergétique) ont été réalisées avec des extraits de thé vert fortement concentrés. Attention donc aux revendications ou allégations faites sur le thé lui-même. Aucune étude scientifique n'a montré que le thé-boisson faisait perdre du poids.

Le thé vert est meilleur pour la santé que le thé noir

✗ Non Tous les thés proviennent d'une seule plante la « camellia sinensis ». Les études montrent que si la nature des polyphénols du thé vert et du thé noir diffère, leur pouvoir antioxydant est comparable. Les thés noir et vert possèdent les mêmes propriétés antioxydantes et les mêmes vertus. Seul le goût change.

Le thé est riche en antioxydants

✓ Oui Une tasse moyenne de thé vert ou noir infusé contient 150-200 mg de flavonoïdes. Le thé vert est riche en catéchines, le thé noir en théaflavines et en théarulines. Aucun des thés noirs ne contient de catéchines : elles ont été détruites pendant le procédé de séchage. En outre, c'est le thé vert en feuilles qui est le grand gagnant des analyses, puisqu'il contient cinq fois plus de catéchines que les autres thés verts analysés (elles représentent entre 10 et 30 % de la matière sèche de la feuille).

Actuellement, les bienfaits potentiels du thé pour la santé sont au cœur de nombreuses études scientifiques, et de nouvelles recherches émergent régulièrement. Dans sa déclaration de principe sur les aliments fonctionnels, l'American Dietetic Association incluait le thé noir et vert dans les aliments fonctionnels. D'après la recherche scientifique disponible, le document précisait que les bienfaits du thé noir ou vert pour la santé contribuent à réduire le risque de maladies coronariennes, ainsi que le cancer de l'estomac, de l'œsophage et de la peau. Le thé et les flavonoïdes du thé sont également reconnus pour aider à renforcer le système immunitaire de l'organisme, protéger les dents en inhibant les bactéries des plaques dentaires.

À noter : même si le thé est une source naturellement riche en antioxydants, il ne remplace pas les fruits ou légumes, qui offrent une grande variété d'antioxydants et de vitamines et minéraux essentiels.

Le thé rouge ne contient pas de théine

✓ Oui Le thé rouge ou Rooibos n'est pas du thé mais provient d'une plante sud-africaine sans théine (*Aspalathus linearis*). Il peut donc être consommé à toute heure du jour. L'activité antioxydante de cette infusion équivaudrait à peu près à la moitié de celle du thé. Cependant, les composants du rooibos et notamment les tanins sont moins bien connus que ceux du thé. Il est actuellement difficile de se prononcer sur leurs effets véritables.

Bon à savoir : les Chinois nomment thé rouge (Pu Erh) ce que les Occidentaux appellent thé noir. Originaire de la région du Yunnan en Chine, il tire son nom de « thé rouge » de la couleur de son infusion rouge foncée. Son odeur rappelle celle de la terre mouillée et du sous-bois. Sa teneur en théine est faible.

Le saviez-vous ?

Le thé blanc est élaboré à partir d'une sélection de bourgeons argentés et son infusion couleur champagne est d'une grande finesse.

Le thé empêche l'absorption du fer

✓ Oui On l'a déjà vu. Si le thé est consommé pendant le repas, il peut diminuer l'absorption du fer contenu dans les aliments d'origine végétale (légumes secs, céréales, légumes etc.).

Si le thé fait partie du repas, il est souhaitable de consommer simultanément des viandes, poissons et volailles. L'effet inhibiteur des flavonoïdes du thé peut être partiellement compensé par ces facteurs « promoteurs ». En outre, pour que le fer soit bien absorbé, il faut la présence concomitante de vitamine C (agrumes ou fruits rouges notamment).

Cependant, les personnes à risque de déficience en fer (végétariens, enfants et adolescentes, femmes en âge de procréer…) devront donc choisir d'attendre 1 à 2 heures après la fin du repas avant de boire une tasse de thé.

Le thé jouerait un rôle anticancer

✓ **Oui** On a découvert dans les feuilles de thé une source extrêmement riche de molécules anticancéreuses appelées catéchines. Ces substances possèdent la capacité de bloquer la vascularisation, la croissance et la progression de microtumeurs.

L'ajout de lait ou de citron nuit aux propriétés du thé

✓ **Oui** L'ajout de lait peut affecter (effets de la caséine) les propriétés antioxydantes du thé.

✗ **Non** Le citron riche en vitamine C permet au contraire une meilleure absorption du fer.

Boissons alcoolisées

Vin, bière, champagne, apéritifs, digestifs, c'est du pareil au même !

✗ **Non** Ces boissons alcoolisées ne contiennent pas la même quantité d'alcool. On en distingue plusieurs groupes : les boissons fermentées (bières, vins, cidres), les apéritifs (porto, pineau…), les boissons distillées (whisky, rhum, eau-de-vie, gin, vodka), les liqueurs (Grand Marnier, de framboise, de noix…).

La composition et le degré d'alcool sont très différents selon les produits. L'alcool présent dans ces boissons a une densité de 0,8, ce qui signifie qu'une boisson à 12 degrés contient près de 100 g d'alcool pur par litre ou encore à 10 degrés : 80 g d'alcool pur par litre.

Teneur moyenne en alcool		
Boissons	**Degré d'alcool indiqué**	**Quantité d'alcool en g/litre**
Bières	3 à 8	24 à 64
Cidre doux	3 à 5	24 à 40
Cidre brut	5 à 6	40 à 48
Vin rouge et blanc	10 à 13	80 à 104
Champagne	10 à 12	80 à 96
Apéritif à base de vin	12 à 24	96 à 192
Boissons distillées	45	330
Pastis	45	330
Liqueurs	25 à 40	200 à 300

Équivalences en alcool

Un ballon de rouge ou de blanc (10 cl) à 12° = 10 g d'alcool
= une dose de pastis à 45° (2,5 cl)
= une dose de whisky à 45° (2,5 cl)
= une coupe ou une flûte de champagne à 12° (10 cl)
= un verre d'apéritif à base de vin (7 cl) à 18°
= un demi de bière à 5° (25 cl)

L'alcool stimule le cerveau

✗ Non Boire de l'alcool donne l'illusion d'être plus « brillant » qu'à l'accoutumée par son action désinhibante. En fait, c'est le contraire qui se passe, après une phase d'excitation et d'euphorie, l'alcool ralentit l'activité cérébrale, entraîne des difficultés de concentration, ralentit les réflexes et, donc, amoindrit la vigilance. Cela augmente la prise de risques et rend dangereuse la conduite automobile.

L'alcool réchauffe

✗ Non L'alcool ne réchauffe pas. Lorsqu'on boit de l'alcool, on ressent une impression de chaleur due à la dilatation des vaisseaux sanguins de la peau. Le visage devient rouge, voire congestionné ! Mais en réalité, la chaleur reste en surface et le corps, lui, se refroidit.

On tient mieux l'alcool si on boit régulièrement

✗ Non On en perçoit moins les effets, ce qui fait dire à certaines personnes : « moi, je résiste bien à l'alcool ». Ce n'est qu'une illusion, car la quantité d'alcool reste la même dans le corps. Ce sont souvent des alcoolisations de « convivialité », sans ivresse apparente qui peuvent conduire à un passage insidieux et progressif vers une véritable dépendance, signe d'un alcoolisme devenu chronique.

Pour dessoûler, rien ne vaut un café noir bien fort

✗ Non Dans le meilleur des cas, le café réveille la personne qui a trop bu d'alcool. Mais il faudra, de toute façon, plusieurs heures pour éliminer tout l'alcool consommé.

Une cuillerée d'huile d'olive atténue les effets de l'alcool

✗ Non L'huile d'olive a la réputation de ralentir considérablement le passage de l'alcool dans le sang. Cela n'a jamais été prouvé scientifiquement et même si l'on tapisse la muqueuse de l'estomac avec l'huile avant le repas, c'est la quantité d'alcool réellement absorbée qui compte. Cependant, manger gras quand on prend de l'alcool ralentit la vidange de l'estomac et l'alcool passe moins vite dans le sang.

L'alcool empêche de maigrir

✓ Oui Dans la mesure où il apporte 7 calories par gramme, soit une centaine de calories pour un verre (voir tableau d'équivalences plus haut). Ses calories s'ajouteront à celles des autres aliments. Le métabolisme de l'alcool est très long (plusieurs dizaines d'heures) et pendant ce laps de temps, la lipolyse (utilisation des graisses du corps) sera freinée et vous maigrirez 20 à 30 % moins vite. L'alcool entraîne une augmentation des triglycérides (graisses dans le sang) et une diminution de la sensibilité à l'insuline.

Un litre de bière blonde standard correspond à l'absorption de 520 Kcal, un litre de vin rouge à 10° (le gros rouge qui tache!) à 568 Kcal!

Mais ✗ Non Si la quantité d'alcool ingérée est très importante : le métabolisme de l'alcool n'est alors plus le même et utilise des voies alternatives. En parallèle, dans ces moments-là, on note souvent une réduction globale des prises alimentaires et donc de l'apport énergétique.

L'alcool fait fondre les graisses

✗ Non C'est le contraire, il ne faut pas compter sur lui pour empêcher la prise de poids : les calories alcool (un gramme d'alcool apporte 7 calories) se transforment en graisses quoi que l'on fasse, même si on saute à la corde pendant une heure. Un verre de vin à 12° (150 ml) apporte 105 calories (et 3 verres 315 !).

Noyé dans l'eau, l'alcool est moins nocif

✗ Non Bien sûr que non, avec ou sans eau, seule la quantité d'alcool ingérée compte.

L'alcool améliore les performances sexuelles

✗ Non Si l'alcool à petite dose désinhibe et donne confiance en soi, à forte dose il réduit la libido et on risque plutôt de s'endormir avant de commencer les préliminaires de l'acte sexuel !

Le métabolisme de l'alcool

L'alcoolémie, c'est la quantité d'alcool par litre de sang qui s'exprime en grammes par litre. Après la prise de boisson alcoolisée, l'alcoolémie augmente rapidement. Elle atteint son maximum environ au bout d'une heure si la boisson est prise au cours du repas, une demi-heure si elle est consommée à jeun. L'élimination de l'alcool est ensuite beaucoup plus longue. Chaque heure, l'alcoolémie baisse d'environ 0,15 g/litre. Le métabolisme de l'alcool se fait essentiellement (95 %) au niveau du foie par l'intermédiaire d'une enzyme - l'alcool déshydrogénase - selon un mode d'action très « sophistiqué ».

L'alcool consommé au repas a moins d'effet sur l'organisme

✓ Oui C'est vrai, les aliments solides et notamment les graisses retardent la digestion de l'alcool et freinent ainsi son passage dans le sang. Mais si l'alcool est digéré moins vite, il reste plus longtemps dans l'organisme et, in fine, son devenir est le même. Et, comme nous l'avons déjà vu, c'est la quantité d'alcool qui est importante.

Certaines populations supportent moins bien l'alcool

✓ **Oui** Près de 50 % des Asiatiques (Japon, Chine, Corée) et les Aborigènes d'Australie sont sujets à des réactions indésirables après ingestion d'alcool. Cela est dû à une anomalie génétique. L'alcool (l'éthanol) est normalement pris en charge au niveau du foie par l'ADH (alcool déshydrogénase). Dans ces populations, cette enzyme est inactive et donc incapable de métaboliser l'alcool qui s'accumule dans le sang. Lorsque ces populations boivent de l'alcool, elles s'exposent à des conséquences graves pour leur santé (cela commence par des bouffées de chaleur, des migraines mais surtout par des risques accrus de cancers).

Est-ce pour cette raison que les Asiatiques boivent du thé au cours des repas ? Alors qu'ils ne semblent pas prêts à arrêter la bière et le saké !

À noter : ce sont nos gènes qui déterminent (codent) nos enzymes : des variations dans ces gènes provoquent chez les individus des variations sur leurs enzymes.

Les hommes et les femmes sont inégaux devant l'alcool

✓ **Oui** C'est vrai, la concentration d'alcool dans le sang s'accroît plus rapidement chez les femmes et dans des proportions plus importantes, car l'élimination de celui-ci est plus lente. À consommation égale, les dommages physiques et psychologiques sont plus importants que chez les hommes. Les femmes développent davantage de pathologies, notamment hépatiques. On peut dire qu'il y a danger à partir du moment où l'on boit pour se donner du courage ou tout simplement pour se sentir mieux (chez les femmes, en effet, l'alcoolisation est davantage solitaire et s'inscrit dans un contexte anxieux et/ou dépressif). Le délai d'apparition d'une cirrhose hépatique est de 15 ans en moyenne chez l'homme, mais dix ans seulement chez la femme. De même, les complications neurologiques sont plus fréquentes chez les femmes, alors particulièrement exposées aux risques d'ostéoporose et de chutes.

Les boissons alcoolisées bues modérément sont bonnes pour le cœur

Non Difficile de soutenir cette thèse. Une étude (Naimi TS et coll. Parue dans l'*American Journal of Preventive Medecine* en mai 2005) impliquant plus de 250 000 Américains conclut qu'il serait erroné d'attribuer à l'alcool l'effet protecteur observé sur les troubles cardio-vasculaires. Selon les chercheurs, cet effet proviendrait bien plus des habitudes de vie (alimentation équilibrée, exercice physique) des personnes qui boivent modérément que de la consommation d'alcool elle-même. Par ailleurs, une étude anglaise parue également en mai 2005 indique qu'il est imprudent de fixer un seuil acceptable d'alcool à consommer pour atteindre une protection cardio-vasculaire (Emberson JR et coll. *American Journal of Epidemiology*).

Les boissons alcoolisées augmentent le risque des cancers

Oui L'alcool est un facteur de risque de cancers de la cavité buccale, du larynx, du pharynx, de l'œsophage, du colon-rectum, du sein et du foie (pouvant être secondaires à une cirrhose) : 16 000 morts par cancer sont liées à l'alcool chaque année en France (statistiques 1999). Le risque est 4 fois plus élevé au-delà de 200 g d'alcool par jour, soit 2 litres de vin. L'alcool irrite la muqueuse de l'œsophage d'où un processus continuel d'ulcération et cicatrisation favorisant l'apparition de cellules cancéreuses. En France, 90 % des cancers de l'œsophage (5 000 nouveaux cas par an !) sont dus à l'alcool et au tabac. D'autres facteurs rentrent aussi en ligne de compte et augmentent le risque : l'existence d'un reflux gastro-œsophagien et l'ingestion de boissons trop chaudes. L'alcool est aussi le principal destructeur de vitamines antioxydantes qui jouent un rôle vraisemblablement protecteur dans la genèse des cancers. Cela devrait inciter les alcooliques à avoir une alimentation équilibrée riche en vitamines, ce qui est rarement le cas.

La femme enceinte peut boire un petit verre d'alcool à l'occasion !

✗ Non L'alcool est nocif, même à petites doses, pour le bébé car il freine son développement. L'alcool, comme de nombreuses substances, traverse le placenta, pour passer de la circulation sanguine de la mère à celle de l'enfant. L'absorption de boissons alcoolisées est donc déconseillée pendant la grossesse car celles-ci sont préjudiciables au système nerveux et aux autres tissus du fœtus en développement. Selon l'INSERM, de 700 à 2 000 enfants, sur les 75 000 naissances de chaque année, peuvent être concernés, avec une incidence plus élevée à l'île de la Réunion, dans le Nord-Pas-de-Calais et la Bretagne.

Les risques sont majeurs au cours du premier trimestre de la grossesse, lorsque les organes sont en formation. Enfin, si la mère est alcoolique, les conséquences peuvent se traduire par une fausse couche ou un syndrome d'alcoolisme fœtal associant différentes malformations congénitales.

L'alcool est contre-indiqué avec certains médicaments

✓ Oui L'alcool doit être évité lorsqu'on prend des médicaments qui réduisent la vigilance : tranquillisants, anxiolytiques de type benzodiazépines, analgésiques avec codéine ou neuroleptiques, antidépresseurs et certains médicaments antiallergiques. Car le mélange diminue les réflexes, provoque de la somnolence d'où un risque accru lors de la conduite automobile ou de machines.

En outre, l'alcool et les anti-inflammatoires y compris certains antalgiques (aspirine par exemple) peuvent aussi faire mauvais ménage et provoquer reflux acides et brûlures d'estomac.

À noter : il faut toujours bien lire les notices des médicaments.

Apéritifs

Boire un apéritif régulièrement, cela ne fait pas de mal

✔ Si **Hélas.** Surtout lorsqu'on a l'habitude d'en prendre régulièrement, accompagné en plus de biscuits salés et de chips qui alourdissent sérieusement la note calorique.

Lors d'un repas convivial entre amis, une coupe de champagne ou un verre du vin qui sera servi au repas sera bien préférable à un Kir par exemple (vin blanc + crème de cassis). En effet, l'addition de sucre à une boisson fait grimper la glycémie et provoque ensuite une hypoglycémie réactionnelle. Cela permet aussi un stockage plus facile des graisses saturées des biscuits apéritifs, avec donc un effet négatif sur la santé notamment cardio-vasculaire.

Bière

Boire de la bière favorise la montée de lait

✘ Non Son effet « galactogène » n'a jamais été prouvé. Une femme qui allaite doit boire un à deux litres de boissons par jour. On conseille encore souvent de boire tous les jours une petite bouteille de bière car la bière contient plus de 90 % d'eau. Oui, mais il ne faut pas sous-estimer sa teneur relativement élevée en alcool (24 à 64 g par litre) qui passe directement dans le lait maternel et est donc absorbé par l'enfant. Et si l'on trouve des vitamines du groupe B dans la bière – et surtout dans la bière brune – on en trouve bien plus ailleurs dans les céréales, le pain complet, les légumes etc.

Champagne

Une coupe de champagne apporte moins d'alcool qu'un verre de vin

Non Même une boisson avec des bulles, qui paraît plus « diluée » que le vin, comme une coupe de champagne apporte en moyenne 10 g d'alcool pur, soit autant qu'un ballon de vin de même contenance. À consommer donc avec modération.

Mix drinks

Les « mix » sodas-alcool ou jus de fruits-alcool sont meilleurs pour la santé que le vin

Non Définitivement non. Les « premix » et autres faux amis (à savoir drinks et alcopops) ne sont rien d'autre qu'une version alcoolisée des « soft drinks ».

Ces mélanges sont très trompeurs : à base de bière, de vodka, de gin ou de rhum et additionnés de jus de fruits et de sucre, ils n'ont plus le goût de l'alcool et se boivent facilement. Tout aussi attractifs et peut-être plus à risques sont les « alcopops », mélanges de divers alcools (bières et vodkas ou alcools et arômes), ils permettent aux adolescents de s'habituer au goût de l'alcool sans s'en rendre compte et d'en devenir dépendants. Les enquêtes existantes permettent de cerner les spécificités de la consommation d'alcool chez les jeunes : les consommations quotidiennes sont rares, mais interviennent surtout le week-end ou lors d'occasions spéciales (fêtes, anniversaires…) et mènent plus souvent à l'ivresse que chez les adultes. Le terme « binge drinking » (consommation excessive occasionnelle) résume bien ces comportements.

Bon à savoir : une canette de 25 cl de premix ou d'alcopops apporte autant d'alcool qu'un demi de bière soit 10 g.

À noter : l'Assemblée nationale a voté le 10 mars 2009 de nouvelles mesures sur la prévention de la consommation d'alcool chez les mineurs. Interdiction de la vente d'alcool aux moins de 18 ans et des open bars, limitation de la vente en stations-service.

Vin

La consommation de vin rouge participe à la prévention des maladies cardio-vasculaires

✔ Oui et ✘ Non C'est toujours la dose qui fait le poison. Le vin est un produit complexe qui contient plusieurs milliers de composants chimiques et notamment beaucoup de flavonoïdes (substances antioxydantes). Une molécule nommée resvératrol joue un rôle positif sur le système cardio-vasculaire, en réduisant la formation de caillots dans les vaisseaux sanguins. Cet effet protecteur du vin rouge fait partie du paradoxe français mais ne doit pas faire oublier le fléau que constituent l'alcoolisme et ses corollaires. À consommer avec modération, un à deux verres par jour pour les femmes et deux à trois verres pour les hommes.

À noter : si le resvératrol est une molécule présente en abondance dans le vin, on le trouve aussi dans le raisin (principalement la peau), les framboises, les mûres, les arachides, les baies rouges du genre Vaccinium (airelles, myrtilles, canneberges).

Le vin protecteur ?

Le vin rouge, à petites doses, améliore la fonction du tissu endothélial qui recouvre la paroi interne du cœur et des vaisseaux sanguins, il permet donc un plus grand flux dans les artères et les vaisseaux sanguins sans en modifier les capacités coagulantes. Autre avantage du vin rouge : il est le seul alcool qui ne réduit pas la capacité de coagulation du sang, en maintenant le taux d'inhibiteurs appelés plasminogènes. D'autres composantes que l'alcool, contenues dans le vin rouge, participeraient à la protection de la fonction cardiaque.

La cuisine au vin est riche

✗ Non Si elle est réalisée avec peu de matières grasses, la cuisine au vin peut permettre la variété dans la confection des plats : un sauté de veau au vin blanc par exemple est une bonne alternative au sempiternel steak salade souvent adopté dans les régimes minceur, car l'alcool du **vin est éliminé au bout de vingt minutes de cuisson**. Il ne reste donc que le goût du vin qui confère au plat sa saveur particulière.

À noter : les sauces avec déglaçage au vin ou au vinaigre même balsamique contiennent encore de l'alcool. Il faut s'en méfier en cas de sevrage de maladie alcoolique pour l'effet « antabuse » : bouffées de chaleur, rougeur du visage, nausée, voire vomissement etc. qui traduisent des signes d'intolérance à l'alcool.

Whisky

Le whisky est bon pour les artères

✗ Non C'est pourtant le prétexte avancé par certains pour boire davantage en se donnant bonne conscience ! Tous les alcools ne sont pas égaux lorsqu'il est question de prévenir les troubles cardiaques : le vin rouge et la bière sont préférables au vin blanc et au whisky.

C'est ce qu'ont découvert des chercheurs grecs (Tousoulis D et coll. Étude parue dans *Clinical Nutrition*, août 2008) qui ont comparé l'effet de quatre types d'alcools sur les fonctions internes du cœur. Ils ont permis de mesurer la réaction de certaines protéines qui jouent un rôle soit dans la coagulation sanguine ou encore dans l'agrégation des plaquettes du sang, soit dans la régulation de l'inflammation.

Selon les résultats, le vin rouge a amélioré la fonction du tissu des parois internes du cœur et des artères. Ces bienfaits ont aussi été observés chez les buveurs de bière et de vin blanc, mais dans une moindre mesure. Le whisky n'a provoqué aucune modification.

Par ailleurs, le vin rouge et la bière ont permis de diminuer le taux de protéines nécessaires à l'agrégation des plaquettes, ce qui préviendrait les dommages du tissu endothélial.

L'effet protecteur de l'alcool sur la santé du cœur diffère donc selon le type que l'on consomme. Mais cet effet ne prévaut que si on le consomme avec modération, soit un à deux verres par jour. « Au-delà de cette quantité, les effets observés s'inversent », avertissent les chercheurs.* C'est aussi l'une des conclusions de la toute récente étude (Foerste M. et coll.) publiée en avril 2009 dans *l'American Journal of Cardiology*. Enfin, il ne faut jamais oublier que tout le monde n'est pas logé à la même enseigne « génétique » et que l'effet de l'alcool peut différer d'un individu à l'autre.

À noter : la consommation moyenne d'alcool en France n'étant pas modérée, il faut se méfier de ne pas tomber dans la banalisation de la prise habituelle de boissons alcoolisées : l'alcool tue beaucoup plus de personnes qu'il n'en protège.

Épices, Condiments et Plantes

ILS FONT PARTIE DE LA MAJORITÉ DES RECETTES de cuisine de notre gastronomie et on n'a pas fini de découvrir leurs étonnantes propriétés.

Le gingembre stimule la vie sexuelle

✗ Non Pourtant, indéniablement, le gingembre est l'aphrodisiaque le plus connu au monde. Cette notoriété n'est pas méritée. Le gingembre stimule-t-il véritablement le désir sexuel ? Aucune étude scientifique ne l'a démontré jusqu'à présent. En d'autres termes, si vous vous lancez dans la quête de prouesses sexuelles, manger des gélules ou des morceaux de gingembre ne risque pas de changer grand-chose, mis à part un effet placebo (car c'est bien dans la tête que cela se passe...).

Le gingembre est une plante de la famille des zingibéracées qui produit de nombreux rhizomes. Son nom signifie en sanskrit « en forme de corne ». Les Chinois l'utilisent beaucoup notamment pour ses vertus revigorantes et vasodilatatrices, d'où ses vertus supposées sur le dynamisme masculin. La partie utilisée est la racine.

Le gingembre renferme de l'oléorésine, source de gingérol. C'est ce qui lui donne ce goût piquant. Grâce au gingérol, le gingembre est utilisé pour diminuer les nausées causées par le mal des transports, les nausées pendant la grossesse, ou les digestions difficiles (le gingembre a un effet stomachique : il stimule la production de bile, ce qui facilite la digestion).

Le gingérol a aussi des propriétés anti-inflammatoires et antioxydantes et on étudie actuellement in vitro son efficacité dans la lutte contre le cancer. Le gingérol se transforme en shogaol pendant la déshydratation du gingembre. Une étude montre que le shogaol pourrait protéger les cellules d'un composé impliqué dans le développement de la maladie d'Alzheimer.

Le gingembre frais pourrait aider à la diminution des douleurs causées par l'arthrite. Il contient du manganèse (prévention des dommages causés par les radicaux libres).

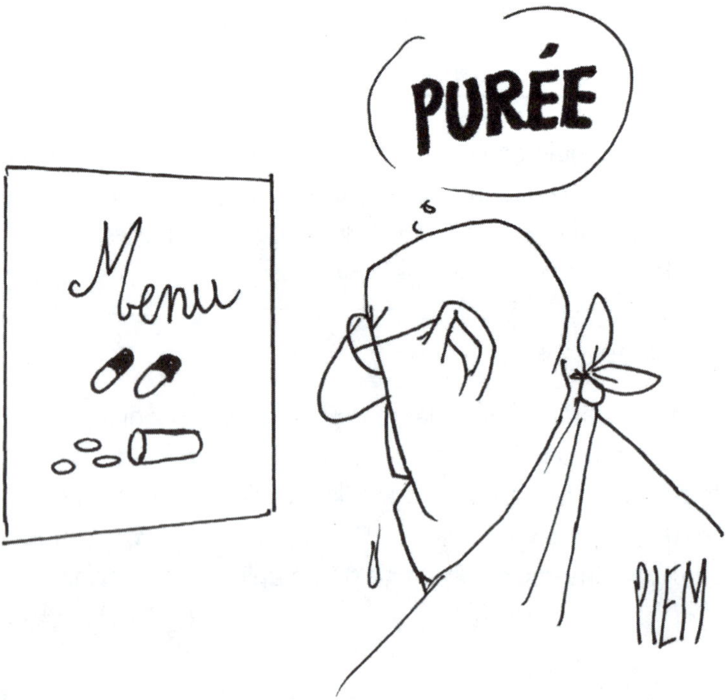

Le curcuma protège l'intestin

✓ Oui Sans doute et même au-delà. Il contient un très fort pourcentage de curcuminoïdes qui sont de très puissants antioxydants. Depuis des temps immémoriaux, on utilise la racine de cette plante d'Extrême-Orient (une fois son rhizome séché et réduit en poudre) sous forme de condiment : c'est le bien connu curry ou cari. Une longue biographie très variée met en avant ses actions bénéfiques dans l'ulcère gastrique, les maladies inflammatoires de l'intestin et le cancer du colon.

Nombre de ces études in vitro et sur des animaux démontrent que la curcumine possède une activité anticancéreuse (côlon, estomac, bouche, peau, sein, prostate, leucémie), bien qu'on n'en connaisse pas encore tous les mécanismes. C'est peut-être en inhibant la production de cytokines (molécules à l'origine du processus inflammatoire), que la curcumine freinerait la croissance des tumeurs cancéreuses.

Une étude menée au centre anticancer John Hopkins de Baltimore a montré que la prise de curcuma avec de la quercétine, un flavonoïde présent dans les pommes, pouvait réduire de 60 % la croissance des cellules cancéreuses dans le cas d'un cancer colorectal. Par ailleurs, d'autres études montreraient également le bénéfice du curcuma dans la prévention de la résistance des cellules aux chimiothérapies et aux radiations.

Mais n'anticipons pas : sur les humains, la Recherche est encore loin de valider le rôle du curcuma, remède miracle dans la prévention ou le traitement du cancer. Rien en revanche ne vous empêche d'ajouter du curcuma à vos plats ! Il met de couleur, de l'exotisme et de la variété au menu !

À noter :

- **Comme souvent, c'est la dose qui fait le poison. Certains auteurs mettent en garde contre l'usage de curcuma en cas d'ulcère gastrique. En effet, un essai mené sur des rats a démontré que les curcuminoïdes auraient, à hautes doses, un effet irritant sur** l'estomac. Pourtant, selon certaines médecines traditionnelles, le curcuma susciterait, au contraire, un effet protecteur. Les résultats des recherches cliniques menées à ce chapitre se contredisent.

- L'association de curcuma et de pipérine,l'une des molécules active présente dans le poivre noir, augmenterait l'absorption du curcuma de 154 %.
- On utilise la curcumine extraite du curcuma dans l'industrie agroalimentaire comme colorant naturel : E 100.

La canneberge protège le rein

✔ **Oui**, sans doute. La canneberge (le terme anglais « *cranberry* » est en train de s'imposer en France) est une plante vivace qui pousse à l'état sauvage dans les tourbières acides du nord des États-Unis et au Canada. Les Indiens d'Amérique connaissaient depuis toujours la canneberge. Ils l'utilisaient comme aliment et remède naturel et se servaient de ses pigments rouges pour la teinture de leurs vêtements. Les marins aussi emportaient ces baies à bord pour lutter contre le scorbut.

C'est un fruit rouge voisin de l'airelle et de la myrtille provenant d'un petit arbre à feuilles persistantes qui ne dépasse pas 30 cm de haut. Bien cultivé, il peut vivre plus de cent ans. Ses baies sont rouges. En France, on nomme cette plante également grande airelle rouge d'Amérique du Nord. Le jus de canneberge, peu consommé en France avant l'année 2000, mais courant en Angleterre, en Amérique du Nord et en Russie, entre notamment dans la composition de nombreux cocktails. Son goût acidulé et astringent le différencie des autres jus et nectars de fruits.

Les canneberges : de nombreuses utilisations

Seules ou mélangées à des pommes ou à du raisin, les baies de canneberges servent à la fabrication de plus de dix millions de litres de jus de fruits par an. L'exportation se développe, notamment vers la Grande-Bretagne. La production annuelle est importante : plus de 180 000 tonnes de fruits.

Les canneberges sont également utilisées pour faire des confitures. Les produits dérivés des canneberges sont multiples : jus, concentré, sirop, boissons light, gazeuses, cocktails, baies séchées, biscuits, céréales, barres énergétiques, confitures, gelées, coulis, marinades, poudre, comprimés, compléments alimentaires, etc.

Le fruit de canneberge est reconnu pour ses qualités thérapeutiques. Il contient deux éléments particuliers, la proanthocyanidine et l'acide quinique, flavonoïdes contribuant à diminuer la fixation, sur les parois des voies urinaires, de certaines bactéries coliformes (*Escherichia coli*) souvent responsables d'infections (cystites aiguës).

Beaucoup d'infections urinaires sont récidivantes. La cranberry lutte alors de façon efficace et peu agressive en protégeant la muqueuse vésicale (travaux de Johnson-White B. et coll.2006 Et de Di Martino P. et coll.2005).

À noter :

- **il peut y avoir quelques effets indésirables d'une consommation excessive de canneberges et de ses dérivés**
- **les antioxydants (anthocyanidines, flavonoïdes) contenus dans le jus de canneberges inhibent l'activité du cytochrome P450 et interagit avec le processus de coagulation. Il est prudent que les patients sous traitement anticoagulant évitent de consommer de grandes quantités de jus de canneberges.**

Le millepertuis est un puissant antidéprime

✓ Oui **mais...** et c'est un gros « mais » ! En effet, le millepertuis a un effet sérotoninergique et il peut être considéré comme une option acceptable à court terme pour des manifestations dépressives légères et transitoires mais il est tout à fait inapproprié aux dépressions sévères et exposerait à des interactions gravissimes. En effet, certains composants du millepertuis ont un effet inducteur enzymatique et accélèrent le métabolisme de nombreux médicaments métabolisés par le système enzymatique du cytochrome P450 (voir pamplemousse). Ces médicaments voient leur élimination accélérée et diminuer leur effet thérapeutique :

- Immunodépresseurs (risque de rejet de greffe chez les patients greffés)
- Contraceptifs hormonaux avec risque de grossesse
- Antivitamine K avec risque de thrombose
- Traitement HIV (inhibiteurs de la protéase)
- Inhibiteurs calciques
- Corticoïdes
- Antiépileptiques

Il faut donc manipuler le millepertuis avec précaution, les plantes ne sont pas dénuées d'effets secondaires indésirables.

La passiflore favorise le sommeil

✓ Oui La passiflore favorise l'endormissement. La passiflore ou « fleur de la passion » ou encore « grenadille », est originaire des États-Unis. La tige ligneuse porte des feuilles opposées d'un beau vert et de magnifiques fleurs larges et très odorantes violettes et blanches.

Elle fut découverte au XVe siècle dans la forêt amazonienne par des conquérants Espagnols. Elle renferme divers composants : phytostérols, flavonoïdes, maltol, acides gallique et prussique, calcium, divers alcaloïdes (notamment l'harmane) qui lui confèrent des propriétés variées : sédative, relaxante et tranquillisante, antispasmodique et régulatrice du rythme cardiaque, hypnotique à fortes doses. Elle est recommandée dans les cas d'insomnie, d'anxiété, de stress ou de spasmophilie. Elle est utile dans le sevrage des traitements par hypnotiques ou anxiolytiques.

À noter : utilisée aux doses recommandées, sa consommation est parfaitement sécuritaire. On ne lui connaît pas d'interaction négative avec d'autres médicaments sédatifs. On déconseille cependant sa consommation avec la prise de médicaments antidépresseurs.

Le gattilier permet de lutter contre les bouffées de chaleur et le syndrome prémenstruel

✔ Oui Le gattilier est une plante autrefois utilisée comme épice dans les monastères afin de diminuer les pulsions sexuelles de certains jeunes moines ! Il est traditionnellement utilisé en phytothérapie car il stimule la production de progestérone. Cette plante soulage les troubles liés à la ménopause et les syndromes prémenstruels (douleurs de règles, envies de sucre, irritabilité).

Certains principes actifs auraient un effet dopaminergique (en se fixant sur les récepteurs D2 à la dopamine), un effet **régulateur du système hormonal** de la femme en agissant au niveau de l'hypophyse.

La spiruline supprime la sensation de faim

✔ Oui La spiruline est une algue minuscule qui se multiplie dans les eaux chaudes d'Afrique, d'Asie ou d'Océanie. On l'utilise traditionnellement comme apport complémentaire et parfois exclusif de protéines en l'absence de viande ou de poisson. La spiruline peut contenir jusqu'à 50 % de protéines, elle est riche en acides aminés, en vitamines B, en oligoéléments. La présence de ces protéines permet d'éviter la sensation de faim et apporte à l'organisme un petit surcroît d'énergie.

À noter :

- **les algues marines renferment beaucoup de substances y compris des métaux lourds ! Restez donc vigilant si vous en consommez sous une forme non dénaturée et n'êtes pas sûr de sa provenance. En France, la plupart des lots de spiruline vendus dans les commerces sont issus de bassins d'eaux douces, le risque de contamination par les métaux lourds est donc nul.**
- **les personnes souffrant de phénylcétonurie doivent éviter la spiruline, car, comme tous les aliments renfermant des protéines, elle contient de la phénylalanine.**

La levure de riz rouge diminuerait le mauvais cholestérol

✔ **Oui** Mais en cas d'hypercholestérolémie, la première démarche thérapeutique consiste **d'abord à rééquilibrer l'alimentation**. Si le taux de cholestérol sanguin demeure trop élevé, des médicaments peuvent être envisagés avec le médecin.

Mais si le médicament est redoutablement efficace, il n'est pas l'unique option, comme l'on peut avoir souvent tendance à le croire. Changements des habitudes de vie (diminution des graisses, acides gras saturés notamment, exercice physique…) et prise de compléments à base de levure de riz rouge et d'huile de poissons sous forme de supplément (4,5 g/j d'oméga-3) peuvent être efficaces.

La levure de riz rouge est utilisée en Chine depuis très longtemps. Il s'agit de riz rouge sur lequel on a fait fermenter de la levure *Monascus purpureus* (un champignon). La préparation est utilisée pour la fermentation du vin de riz rouge, la conservation et l'assaisonnement des aliments. Les propriétés thérapeutiques de la levure de riz rouge sont dues à un pigment rouge produit par la levure Monascus. Ce pigment diminue la production de cholestérol par le foie.

Stérols végétaux et cholestérol LDL

Les stérols végétaux ont un effet favorable sur le cholestérol. Leur action sur le profil lipidique passe par une malabsorption du cholestérol au niveau de l'intestin. Une consommation de 2 g par jour assure une baisse de 10 % du cholestérol sanguin LDL, sans effets négatifs sur l'absorption des vitamines et minéraux. Ces stérols végétaux sont présents dans de nombreux aliments : fruits, légumes, céréales, légumineuses, fruits secs, huiles végétales. Il existe maintenant des produits laitiers et des margarines riches en stérols ou stanols.

Le Ketchup est mauvais pour la santé

✗ Non S'il est utilisé à doses raisonnables en raison de son apport en sucre (24 g de sucre pour 100 g). Une dose normale de 15 ml environ, soit une cuillerée à soupe, contient 3,6 g de sucre (2,7 g pour la version à teneur réduite en sucre). Cependant, le Ketchup est très riche en lycopène, comme la tomate et le concentré de tomates. Le lycopène est un antioxydant très puissant et le Ketchup en contient 8,5 mg pour 100 g soit 2,5 fois plus qu'une tomate crue.

Manger épicé favorise le cancer de l'estomac

✗ Non Les plats épicés sont déconseillés aux personnes souffrant d'ulcère d'estomac en raison de leur action irritante. Mais on n'a pas établi de lien avec le cancer de l'estomac. Par contre, il a été prouvé que le sel utilisé pour la conservation des aliments et la fumaison, avaient un effet cancérigène avéré. Les pays qui consomment beaucoup de salaisons, de produits fumés, de charcuteries connaissent un nombre élevé de cancers de l'estomac (Portugal en Europe). La France est épargnée et le nombre de ces cancers a fortement diminué depuis une cinquantaine d'années, du fait d'une diminution de la consommation de salaisons et charcuteries, de l'amélioration des conditions d'hygiène (utilisation du froid avec les réfrigérateurs etc.).

Une bactérie, l'*Helicobacter pylori*, serait associée à 70 % des cancers de l'estomac mais cette infection chronique n'est pas la seule responsable mise en cause.

Conclusion

LA DIÉTÉTIQUE, DE NOS JOURS, hésite de plus en plus entre **soin** et **plaisir**. Faire attention à ce que l'on mange est en soi une bonne idée. Un verre de lait ou un verre de vin rouge ? lequel est meilleur pour la santé ? Aspartame ou sucre de canne ? Eau du robinet ou eaux minérales ? Sel ou non ? Aujourd'hui, on ne sait plus où donner de l'assiette !

Ces dernières années ont en effet vu naître de nouvelles remises en question de notre alimentation, et avec elles une accumulation d'informations et de contre-informations. Au risque de rendre le consommateur fou et de lui faire oublier le plaisir de manger.

Après les épisodes malheureux de la vache folle, de la tremblante du mouton, des poulets élevés en batterie, de la grippe aviaire, le tapage autour des OGM, les consommateurs sont plus impliqués et jugent nécessaire de faire attention à la qualité et à la traçabilité de leur nourriture. L'exigence des Français est grandissante et c'est souvent l'œil rivé sur la composition qu'ils choisissent leurs produits. Malgré l'augmentation du prix de certains produits, bien des personnes sont prêtes à acheter plus cher pour plus de qualité, de goût et de sérieux.

Parallèlement, une réflexion générale sur la nutrition s'est mise en place. Au regard des maladies les plus répandues en France (problèmes cardio-vasculaires, cancers, obésité, diabète, cholestérol), des mesures gouvernementales ont été prises, tenant compte de l'influence de la consommation alimentaire sur notre santé. C'est dans cette optique qu'a été mis en place le **Programme National Nutrition Santé (PNNS)** : ce programme s'est fixé comme objectif général l'amélioration de l'état de santé de l'ensemble de la population en agissant sur l'un de ses déterminants majeurs : la nutrition. Différentes priorités ont été établies, comme la prévention et la prise en charge des troubles nutritionnels, le développement de la recherche ou la mise en place d'actions de santé publique. Mais ce pauvre PNNS est attaqué de toutes parts. À vrai dire ne va-t-il pas trop loin ? Ses directives ne sont-elles pas aujourd'hui considérées souvent comme des « ukases » ?

En exagérant un peu, on pourrait dire que le fait de manger n'est plus un acte naturel : c'est devenu pour beaucoup ou certains, un risque ou un remède. On ne peut évidemment pas critiquer le bien-fondé et la légitimité de ces deux types de réactions, à savoir la vigilance et l'exigence de la population française, et les mesures gouvernementales. À tel point que se développent maintenant chez certains consommateurs, des comportements à tendance obsessionnelle.

En effet, noyés sous un grand nombre d'informations « santé » à travers les magazines, journaux télévisés et autres publicités, on assiste à une véritable médicalisation de notre rapport à l'alimentation. Le consommateur se perd dans l'abondance et la complexité des différentes enquêtes de santé. Lesquelles d'ailleurs se contredisent souvent d'un mois ou d'une année à l'autre.

Et c'est dans ce contexte de surinformation et de désinformation qu'émerge une certaine dérive des comportements alimentaires. On ne sait plus ce que l'on doit manger. Dans le meilleur des cas, le public s'oriente vers des produits « bio ». Dans d'autres, plus tragiques, cette nouvelle obsession nutritionnelle devient maladive : on parle d'**orthorexie** (du grec orthos = correct, et orexis = appétit).

La recherche du manger trop sain peut devenir en définitive totalement malsaine…

Espérons que cet ouvrage qui aura tenté de « dire le vrai » en substituant le savoir et le bon sens aux malédictions des censeurs exaucera notre vœu le plus cher : retrouver un peu plus de sérénité dans notre relation à l'alimentation. Il ne faut pas oublier le plaisir simple d'un bon repas. Car manger, c'est savourer l'instant, autour d'une jolie table ; c'est éveiller ses sens et raviver ses souvenirs d'enfance ; c'est la joie « rabelaisienne » de nos papilles quand elles s'essaient à de nouvelles saveurs.

Manger à table, c'est de la culture, de la convivialité et du bonheur !

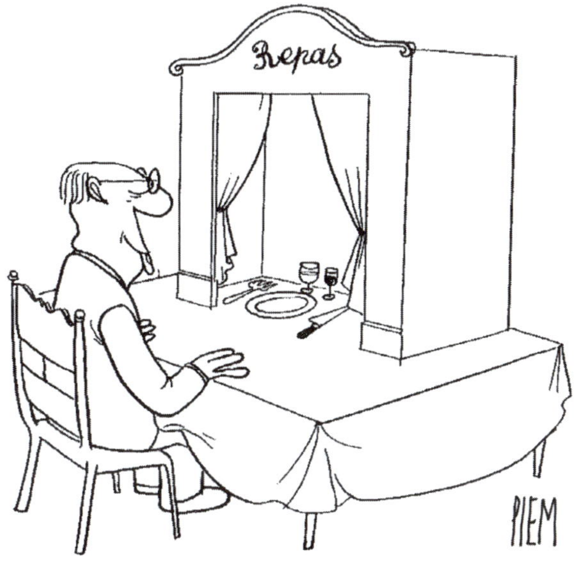

Index

C

D

E

F

P

Q

R

S

T

Table des matières